# Multiresistente Erreger

Sebastian Schulz-Stübner
Markus Dettenkofer
Frauke Mattner • Elisabeth Meyer
Rolf Mahlberg
Hrsg.

# Multiresistente Erreger

## Diagnostik - Epidemiologie - Hygiene - Antibiotika- „Stewardship"

2. Auflage

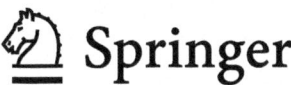 Springer

*Hrsg.*
Privatdozent Dr. Sebastian
Schulz-Stübner
(BZH GmbH)
Deutsches Beratungszentrum für
Hygiene
Freiburg, Deutschland

Prof. Dr. Frauke Mattner
Institut für Hygiene
Kliniken der Stadt Köln
Köln, Deutschland

Dr. med. Rolf Mahlberg
Onkologisches Zentrum
Klinikum Mutterhaus der
Borromäerinnen
Trier, Deutschland

Prof. Dr. Markus Dettenkofer
Institut für Krankenhaushygiene
& Infektionsprävention
Gesundheitsverbund Landkreis
Konstanz
Radolfzell, Deutschland

Privatdozent Dr. Elisabeth Meyer
Institut für Hygiene und
Umweltmedizin
Charite Universitätsmedizin
Berlin
Berlin, Deutschland

ISBN 978-3-662-58212-1        ISBN 978-3-662-58213-8   (eBook)
https://doi.org/10.1007/978-3-662-58213-8

Die Deutsche Nationalbibliothek verzeichnet diese Publikation in der Deutschen Nationalbibliografie; detaillierte bibliografische Daten sind im Internet über http://dnb.d-nb.de abrufbar.

Springer

Fotonachweis Umschlag:(c)royaltystockphoto/iStock
Umschlaggestaltung: deblik Berlin

Springer ist ein Imprint der eingetragenen Gesellschaft Springer-Verlag GmbH, DE und ist ein Teil von Springer Nature.
Die Anschrift der Gesellschaft ist: Heidelberger Platz 3, 14197 Berlin, Germany

# Vorwort zur 2. Auflage

Multiresistente Erreger (MRE) sind in den vergangenen Jahren nicht nur zu einem medizinischen Problem geworden, sondern auch zu einem gesamtgesellschaftlichen Thema mit weitreichenden Public-Health- und individualpsychologischen Aspekten für Patienten, Angehörige und medizinisches Fachpersonal. Dies hat sich seit der letzten Auflage auch in politischen Initiativen und Programmen niedergeschlagen.

Die Herausgeber dieses Buches haben es sich zum Ziel gesetzt, mit einer gründlichen Zusammenfassung der Mikrobiologie, Epidemiologie und evidenzbasierter krankenhaushygienischer Maßnahmen sowie der Präventionskonzepte des so genannten „antibiotic stewardship" den Themenkomplex „MRE" verständlich und übersichtlich darzustellen.

Dabei hat sich die Zweiteilung in einerseits dieses Nachschlagewerk mit den wesentlichen, wissenschaftlichen Fakten und erforderlichen krankenhaushygienischen und generalpräventiven Maßnahmen als auch ein für den Praktiker/Kliniker am Krankenbett verwendbares Kitteltaschenbuch zur Antibiotikatherapie von MRE-Infektionen, welches als separates Werk „Antibiotika bei Infektionen mit multiresistenten Erregern" erscheint, bewährt.

Wir hoffen, auch mit der zweiten, aktualisierten Auflage einen Beitrag leisten zu können, das Resistenzproblem zukünftig besser in den Griff zu bekommen und die uns anvertrauten Patienten sicher und erfolgreich behandeln zu können, ohne unbegründete Ängste und Unsicherheiten zu schüren.

Freiburg, im März 2019

Für das Herausgeberteam

Freiburg, Deutschland                             Sebastian Schulz-Stübner

# Inhaltsverzeichnis

# Herausgeber- und Autorenverzeichnis

## Über die Herausgeber und Autoren

**Dr. med. Alik Dawson** absolvierte seine Ausbildung zum Facharzt für Medizinische Mikrobiologie, Virologie und Epidemiologie am Institut für Medizinische Mikrobiologie und Hygiene an der Universitätsklinik des Saarlandes, wo er auch als Mitglied des saarländischen MRE-Netzwerks zur Prävention und Kontrolle von MRSA sich wissenschaftlich in diesem Bereich betätigte. Aktuell arbeitet er als Oberarzt in der Abteilung für Labor- und Hygienemedizin in der Zentralklinik Bad Berka.

**Prof. Dr. med. Markus Dettenkofer** ist Facharzt für Hygiene und Umweltmedizin. Er war langjährig Leiter der Sektion Krankenhaushygiene am Universitätsklinikum Freiburg und ist seit 2015 Chefarzt und Leiter des Instituts für Krankenhaushygiene und Infektionsprävention im Gesundheitsverbund Landkreis Konstanz. Er engagiert sich unter anderem in der European Society of Clinical Microbiology and Infectious Diseases und ist Verfasser zahlreicher wissenschaftlicher Fachartikel und Fachbücher.

**Dr. med. Rolf Mahlberg** ist Facharzt für Innere Medizin mit dem Teilgebiet Hämato-Onkologie und den Zusatzbezeichnungen: Infektiologie, internistische Intensivmedizin und Sportmedizin. Er ist Chefarzt der Inneren Medizin I am Klinikum Mutterhaus der Borromäerinnen mit den Arbeitsbereichen: Hämato-Onkologie,

Infektiologie, Mukoviszidose und Kardiologie. Er ist seit langem Mitarbeiter der AGIHO und der DGI und dort auch an der Erstellung von Leitlinien infektiologische Themen betreffend beteiligt. Des Weiteren ist er Autor bzw. Koautor mehrerer Lehrbücher und Fachartikel.

**Prof. Dr. med. Frauke Mattner** ist Fachärztin für Hygiene und Umweltmedizin und Fachärztin für Laboratoriumsmedizin. Sie leitet seit 2010 als Krankenhaushygienikerin das Institut für Hygiene an den Kliniken der Stadt Köln, Krankenhaus Köln-Merheim, Universitätskrankenhaus der privaten Universität Witten-Herdecke. Sie engagiert sich in Fachgesellschaften und der Landesärztekammer und ist Verfasserin zahlreicher wissenschaftlicher Fachartikel und Fachbücher.

**Privatdozent Dr. med. Elisabeth Meyer** ist Fachärztin für Hygiene und Umweltmedizin und Fachärztin für Innere Medizin, Infektiologie DGI. Ihre Interessens- und Forschungsschwerpunkte sind Antibiotikatherapie und Resistenzentwicklung bakterieller Erreger.

**Privatdozent Dr. med. Sebastian Schulz-Stübner** ist Facharzt für Hygiene und Umweltmedizin und Facharzt für Anästhesiologie mit den Zusatzbezeichnungen Intensivmedizin, Notfallmedizin, Spezielle Schmerztherapie, Psychotherapie und Ärztliches Qualitätsmanagement. Er ist Mitgesellschafter und hauptamtlich einer der Ärztlichen Leiter des Deutschen Beratungszentrums für Hygiene (BZH GmbH) in Freiburg und nebenberuflich als Notarzt und Schmerz- und Psychotherapeut tätig sowie Autor zahlreicher wissenschaftlicher Fachartikel und Fachbücher. Er ist Geschäftsführer der Schulz-Stübner-Stiftung EIN LEBEN MIT BILDERN.

Wir danken dem Mitherausgeber und Koautor der ersten Auflage **Prof. Dr. med. Mathias Herrmann** für seine Unterstützung.

## Mitarbeiterverzeichnis

**Dr. med. Alik Dawson** Abteilung Labor- und Hygienemedizin, Zentralklinik Bad Berka, Bad Berka, Deutschland, Alik.Dawson@ zentralklinik.de

**Prof. Dr. med. Markus Dettenkofer** Institut für Krankenhaushygiene & Infektionsprävention, Gesundheitsverbund Landkreis Konstanz, Radolfzell, Deutschland, markus.dettenkofer@glkn.de

**Dr. med. Rolf Mahlberg** Onkologisches Zentrum, Klinikum Mutterhaus der Borromäerinnen, Trier, Deutschland, Mahlberg@ mutterhaus.de

**Prof. Dr. med. Frauke Mattner** Institut für Hygiene, Kliniken der Stadt Köln, Köln, Deutschland, mattnerf@kliniken-koeln.de

**Privatdozent Dr. med. Elisabeth Meyer** Institut für Hygiene und Umweltmedizin, Charite Universitätsmedizin Berlin, Berlin, Deutschland, Elisabeth.meyer@charite.de

**Privatdozent Dr. med. Sebastian Schulz-Stübner** Deutsches Beratungszentrum für Hygiene, BZH GmbH, Freiburg, Deutschland, schulz-stuebner@bzh-freiburg.de

# Geschichtliche Entwicklung, Public-Health-Aspekte und allgemeine Hygienemaßnahmen

Sebastian Schulz-Stübner

## Inhaltsverzeichnis

►   Multiresistente Erreger stellen ein zunehmendes therapeutisches und sozioökonomisches Problem im Gesundheitswesen dar. Zur Eindämmung dieses Problems sind gesundheitspolitische Weichenstellungen, Aufklärung der Öffentlichkeit, Schulung des medizinischen Personals und koordinierte Forschungsanstrengungen erforderlich. Die praktischen Säulen der Prävention von Resistenzentwicklung und -verbreitung ruhen auf dem zielgerichteten, sparsamen Verbrauch von Antibiotika in Human- und Veterinärmedizin, konsequenter Standard-/Basishygiene und allgemeinem Problembewusstsein.

S. Schulz-Stübner (✉)
Deutsches Beratungszentrum für Hygiene, BZH GmbH,
Freiburg, Deutschland
E-Mail: schulz-stuebner@bzh-freiburg.de

© Springer-Verlag GmbH Deutschland, ein Teil von Springer Nature 2019    1
S. Schulz-Stübner et al. (Hrsg.), *Multiresistente Erreger*,
https://doi.org/10.1007/978-3-662-58213-8_1

## 1.1    Geschichtliche Entwicklung

Mit der Entdeckung des Penicillins durch Alexander Flemming und seine Erstbeschreibung 1929 (Flemming 1929) begann nicht nur die therapeutische Ära der Antibiotika, die die moderne Medizin entscheidend geprägt und verändert hat, sondern auch die Geschichte der Resistenzentwicklung der Erreger, wobei sich diese ihre genetische Variabilität, zahlreiche intrinsisch vorhandene Resistenzmechanismen, multiple Modi des Genaustausches und die kurze Generationszeit im Sinne einer raschen Selektion und Mikroevolution zunutze machen können.

Bis zum klinischen Einsatz des Penicillins vergingen über 12 Jahre und erst in den 1940er-Jahren erfolgte der breite klinische Einsatz, vor allem bei den Verwundeten im Zweiten Weltkrieg. Rasch bildeten sich penicillinasebildende Staphylokokkenklone heraus und Penicillin G verlor zunehmend an Wirksamkeit. Im Jahr 1959 wurde mit Methicillin eine neue Substanz eingeführt, die gegenüber den Penicillinasen stabil war. Schon zwei Jahre nach der Einführung von Methicillin wurden die ersten MRSA-Stämme beschrieben. Nach 1961 verbreiteten sich die MRSA rasch in den USA und Europa und sind inzwischen ein weltweites Problem mit Prävalenzraten von 1 % der Staphylokokkenisolate in den Niederlanden, über 20 % in Deutschland bis zu 60 % in den USA.

Die heutzutage aufgrund des besseren Nebenwirkungsprofils überwiegend verwendeten, verwandten Substanzen, wie z. B. Oxacillin oder Flucloxacillin unterliegen dem gleichen Resistenzmechanismus wie Methicillin, doch hat sich der Name MRSA anstelle von ORSA in der Literatur durchgesetzt. Vancomycin wurde in den 1950er-Jahren entwickelt und war über 30 Jahre lang ein Reserveantibiotikum, das gegen praktisch alle grampositiven Erreger wirksam war. Im Jahr 1986 gab es die ersten Berichte über VRE in Europa und wenig später auch in den USA. Inzwischen sind auch einzelne Fälle mit Vancomycin- und Methicillin-resistenten Staphylokokken (VRSA) bzw. Linezolid-resistenten Staphylokokken aufgetreten, allerdings haben diese (noch) keine klonale Verbreitung gefunden und die Anzahl der individuellen Fälle bemisst sich im zweistelligen Bereich weltweit.

Die WHO veröffentliche unlängst eine Liste der „12 gefährlichsten Bakterienfamilien". Als kritisch werden hier derzeit carpapenemresistente *Acinetobacter baumannii*, *Pseudomonas aeruginosa* und Enterobacteriaceae eingestuft. Mit hoher Priorität werden vancomycinresistente Enterokokken (VRE), methicillinresistente *Staphylococcus aureus* (MRSA), aber auch weniger im Bewusstsein präsente Vertreter wie clarithromycinresistente *Helicobacter pylori*, chinolonresistente Campylobacter spp., Salmonellen und chinolon- und cephalosporinresistente *Neisseria gonorrhoae* aufgelistet. Mit mittlerer Priorität werden penicillinunempfindliche *Streptococcus pneumoniae*, ampicillinresistente *Haemophilus influenzae* und chinolonresistente Shigella spp. genannt (WHO 2017).

Die weltweite epidemiologische Lage stellt sich heterogen dar. Während in den USA beispielsweise der community-acquired (CA-) MRSA (meist Typ USA 300) inzwischen der dominierende Vertreter ist, kommen CA-MRSA in Deutschland mit ca. 1 % der Isolate verhältnismäßig selten vor und die Gesamtzahl der MRSA-Infektionen ist inzwischen eher rückläufig. Hohe Inzidenzen von multiresistenten gramnegativen Erregern (MRGN) werden insbesondere in Indien beschrieben, wobei Lübbert et al. unlängst auch eine hohe Belastung des Abwassers in der Nähe pharmazeutischer Unternehmen mit Antibiotikarückständen zeigen konnte (Lübbert et al. 2017). Eine Verbreitung von MRGN durch Fernreisen lässt sich aus Untersuchungen von Reiserückkehrern aus Endemieregionen ableiten (Lübbert et al. 2015), aber auch in Deutschland finden sich MRGN in Gewässern und Antibiotikarückstände in Kläranlagen.

Hinweise für zoonotische Übertragungswege ergeben sich sowohl durch MRSA-Nachweise in der Lebensmittelkette als auch für ESBL-Bildner oder mobile Colistinresistenzen (Liu et al. 2015; Exner et al. 2017).

Bei MRSA spielen in Deutschland Healthcare-Associated(HA)-MRSA jedoch nach wie vor die Hauptrolle und Lifestock-associated (LA)- und Community-associated (CA)-

MRSA eine untergeordnete Rolle, sodass der Verhinderung von Transmission über Kontakte mit dem Gesundheitswesen nach wie vor eine große Bedeutung zukommt. Für die hauptsächlich im Darm als Reservoir anzutreffenden Enterokokken und MRGN spielen allerdings nicht mit dem Gesundheitswesen assoziierte Verbreitungswege innerhalb der Allgemeinbevölkerung eine Rolle, sodass transmissionspräventive Maßnahmen innerhalb von Krankenhäusern alleine zur Verhinderung einer weiteren Ausbreitung nicht effektiv sind, zumal es für diese Erreger keine langfristig wirksamen Dekolonisationsregime im Gegensatz zu MRSA gibt. Dies gilt es, im Rahmen des sog. „One Health"-Approaches zur Resistenzbekämpfung zu berücksichtigen. Abb. 1.1 gibt eine zusammenfassende epidemiologische Risikobewertung der derzeit klinisch wichtigen Erreger, wobei Resistenzen von Erregern häufiger ambulant erworbener Infektionen (z. B. Harnwegsinfektionen, Pneumonien) bei gleichzeitiger Verbreitung in der Allgemeinbevölkerung naturgemäß ein anderes epidemiologisches Problempotential aufweisen, als auf den medizinischen Bereich fokussierte Infektionen, die durch konsequente infektionspräventive Maßnahmen im Rahmen der Basishygiene gut beherrschbar sein sollten.

## 1.2    Public-Health-Aspekte

Der Wettlauf zwischen Erreger und Resistenz über die **Multiresistenz** (MDR) über die **extreme Resistenz** (XDR) bis hin zur **Panresistenz** (PDR) spiegelt sich besonders deutlich beim Tuberkuloserreger, dem *Mycobacterium tuberculosis*, wider (Kap. 5). Eine in der Nomenklatur ähnliche Klassifikation klinisch bedeutsamer grampositiver und gramnegativer Erreger wurde 2012 von Magiorakos veröffentlicht (Tab. 1.1).

2007 kommt der Arzneimittelbericht zu folgender Feststellung:

> In den letzten Jahren haben viele der großen Pharmafirmen die Forschung im Bereich Antiinfektiva komplett aufgegeben. Die wenigen neueren Substanzen der letzten Jahre sind häufig durch kleinere, spezialisierte Unternehmen entwickelt worden. Seit

|  | MRSA | VRE | 3 MRGN | 4 MRGN |
|---|---|---|---|---|
| Trend | abnehmend | zunehmend | zunehmend | Auf niedrigem Niveau stabil |
| Verbreitung | Nosokomial bzw. bekannte Wiederaufnahme, (selten) zoonotisch (Lifestock-associated MRSA, Nachweise in der Lebensmittelkette) | Hohe Aufnahmeprävalenzen deuten auf zunehmende Verbreitung außerhalb medizinischer Einrichtungen hin. | Verbreitung innerhalb der Bevölkerung, Nachweise in der Lebensmittelkette | Risikogruppen (z. B. medizinische Behandlung in Hochendemie-regionen) aber auch „spontane" Fälle ohne typisches Risikoprofil |
| Klinische Bedeutung | Infektionen | Viele Kolonisationen, Infektionen v. a. bei Risikopatienten (Immunsuppression, Störungen der Darmbarriere) | Viele Kolonisationen | Komplizierte Therapie bei Infektionen |
| Kranken-haus-hygienische Bedeutung | Ausbrüche | Ausbrüche, teilweise scheinbar hohe Umweltpenetranz, Assoziation mit Reinigungsregime | Ausbrüche (v. a. *Acinetobacter baumannii* Klebsiellen, Serratien und Pseudomonas aeruginosa) | Ausbrüche |
| Eher unproblematisch, beherrschbar | | | | |
| Problematisch, schwer beherrschbar | | | | |
| Sehr problematisch, hohes Risiko | | | | |

**Abb. 1.1**  Epidemiologische Risikobewertung für Deutschland

1998 sind in den USA nur 10 neue Antibiotika zugelassen worden; davon waren nur zwei Substanzen neuartig und ohne Kreuzresistenzen gegenüber Antibiotika, die bereits klinisch verwendet werden. Ein Grund für die Zurückhaltung der großen Pharmafirmen ist unter anderem, dass Antibiotika meist nur für einen begrenzten Zeitraum gegeben werden müssen, im Gegensatz zu vielen Substanzen für chronische Erkrankungen (Karzinome, chronische Schmerzen, Hypertonie) sowie „lifestyle drugs". Die deutlich reduzierte Forschung und Entwicklungsarbeit im Antibiotikabereich führt zu einem Mangel therapeutischer Alternativen und verschärft die Probleme bei schwer therapierbaren Infektionen.

Dieses therapeutische Dilemma und die durch die Konzentration in der Pharmabranche hervorgerufene, zentralisierte Produktion einzelner Substanzen mit enormer Störanfälligkeit und

**Tab. 1.1** Einteilung multiresistenter Erreger in MDR, XDR und PDR. (Adaptiert nach Magiorakos et al. 2012)

| Bakterium | Antibiotikaklassen | MDR | XDR | PDR |
|---|---|---|---|---|
| *Staphylococcus aureus* | Aminoglykoside<br>Ansamycine<br>Anti-MRSA-Cephalosporine<br>Antistaphylokokken-β-Laktame<br>Fluorchinolone<br>Folsäureantagonisten<br>Fucidinsäure<br>Glykopeptide<br>Glykozykline<br>Lincosamine<br>Makrolide<br>Oxazolidine<br>Chloramphenicol<br>Fosfomycin<br>Streptogramine<br>Tetrazykline | MRSA oder Resistenz in mindestens 3 der gelisteten Antibiotikaklassen | Resistenz gegen alle außer 2 der gelisteten Antibiotikaklassen | Resistenz gegen alle der gelisteten Antibiotikaklassen |

| | | Resistenz[a] in mindestens 3 der gelisteten Antibiotikaklassen | Resistenz[a] gegen alle außer 2 der gelisteten Antibiotikaklassen | Resistenz gegen alle der gelisteten Antibiotikaklassen |
|---|---|---|---|---|
| Enterokokken | Aminoglykoside (Gentamicin „high level") Streptomycin „high level" Carbapeneme Fluorchinolone Glykopeptide Glykozykline Lipopeptide Oxazolidine Penicilline Streptogramine Tetrazykline | | | |

(Fortsetzung)

**Tab. 1.1** (Fortsetzung)

| Bakterium | Antibiotikaklassen | MDR | XDR | PDR |
|---|---|---|---|---|
| Enterobacteriaceae | Aminoglykoside<br>Anti-MRSA-Cephalosporine<br>Anti-Pseudomonas-Penicilline mit β-Laktamase-Inhibitor<br>Carbapeneme<br>Cephalosporine der 1./2. Generation<br>Cephalosporine der 3./4. Generation<br>Cephamycine<br>Fluorchinolone<br>Folsäureantagonisten<br>Glykozykline<br>Monobaktame<br>Penicilline mit β-Laktamase-Inhibitor<br>Chloramphenicol<br>Fosfomycin<br>Polymyxin (Colistin)<br>Tetrazykline | Resistenz[a] in mindestens 3 der gelisteten Antibiotikaklassen | Resistenz[a] gegen alle außer 2 der gelisteten Antibiotikaklassen | Resistenz gegen alle der gelisteten Antibiotikaklassen |

| | Resistenz in mindestens 3 der gelisteten Antibiotikaklassen | Resistenz gegen alle außer 2 der gelisteten Antibiotikaklassen | Resistenz gegen alle der gelisteten Antibiotikaklassen |
|---|---|---|---|
| *Pseudomonas aeruginosa* | Aminoglykoside<br>Anti-Pseudomonas-Carbapeneme<br>Anti-Pseudomonas-Cephalosporine<br>Anti-Pseudomonas-Fluorchinolone<br>Anti-Pseudomonas-Penicilline mit β-Laktamase-Inhibitor<br>Monobaktame<br>Fosfomycin<br>Polymyxin (Colistin) | | |

(Fortsetzung)

**Tab. 1.1** (Fortsetzung)

| Bakterium | Antibiotikaklassen | MDR | XDR | PDR |
|---|---|---|---|---|
| *Acinetobacter spp.* | Aminoglykoside<br>Anti-Pseudomonas-Carbapeneme<br>Anti-Pseudomonas-Cephalosporine<br>Anti-Pseudomonas-Fluorchinolone<br>Anti-Pseudomonas-Penicilline mit β-Laktamase-Inhibitor<br>Cephalosporine der 3./4. Generation<br>Folsäureantagonisten<br>Penicilline mit β-Laktamase-Inhibitor<br>Polymyxin (Colistin)<br>Tetrazykline | Resistenz in mindestens 3 der gelisteten Antibiotikaklassen | Resistenz gegen alle außer 2 der gelisteten Antibiotikaklassen | Resistenz gegen alle der gelisteten Antibiotikaklassen |

[a]Liegt eine intrinsische Resistenz bei der jeweiligen Spezies vor, wird diese nicht gezählt

daraus resultierenden Engpässen bei der Versorgung, stellen eine nach wie vor unterschätzte gesundheitspolitische Herausforderung dar.

▶  Oftmals werden Grundsubstanzen dieser lebenswichtigen Medikamente weltweit nur noch in ein oder zwei Produktionsstätten hergestellt, sodass Ausfälle einen globalen Versorgungsengpass zur Folge haben.

Die Motivation der Pharmaindustrie zur Forschung in diesem Bereich ist angesichts der zu erwartenden Umsatzzahlen, der Preisdeckelung und der Patentlaufzeiten eher gering.

Hier wäre ein Ansatz zur Motivationsförderung durch deutlich verlängerte Patentlaufzeiten am ehesten geeignet, die Forschungsanstrengungen für die Unternehmen auch wirtschaftlich zu gestalten. Hinzu müssten Anstrengungen der **Grundlagenforschung** durch staatliche Institutionen und Universitäten kommen sowie Auflagen zur **Produktionssicherheit** und nationale Reservestrategien zur Versorgungssicherheit.

▶  Die Bereiche Forschungsförderung und Produktionssicherheit bei Antibiotika sind bislang Stiefkinder der öffentlichen Diskussion beim Thema multiresistente Erreger.

Seit 2010 wurden folgende Substanzen neu zugelassen:

- 2012: **Ceftarolin** gegen MRSA
- 2013: **Fidaxomicin** gegen *Clostridium difficile*
- 2014: **Bedaquilin** und **Delamanid** gegen Tuberkulose, **Telavancin** und **Ceftobiprol** gegen MRSA
- 2015: **Tedizolid** gegen MRSA; **Ceftolozan + Tazobactam** (ein neues Cephalosporin + ein zugelassener Betalaktamase-Inhibitor), gegen MRGN
- 2016: **Oritavancin** und **Dalbavancin** gegen MRSA
- 2017: **Ceftazidim + Avibactam** (ein Cephalosporin + neuer Betalactamase-Inhibitor) gegen MRGN

Im EU-Zulassungsverfahren (Stand Frühjahr 2018) befinden sich:

- **Meropenem + Vaborbactam** gegen MRGN
- **Eravacyclin** (ein Fluocyclin gegen tetracyclinresistente Erreger)
- **Defafloxacin** als MRSA-wirksames Fluorchinolon

In europäischen Phase-III-Studien (Stand Frühjahr 2018) befinden sich:

- **Nemonoxacin** als MRSA-wirksames nichtfluoriertes Chinolon, welches in Taiwan und China bereits zugelassen ist
- **Zabofloxacin**
- **Lascufloxacin** gegen MRSA
- **Plazomicin** gegen MRGN
- **Omadacycline**
- **Cefilavancin** gegen MRSA
- **Lefamulin** gegen MRGN
- **Iclaprim** gegen MRSA
- **Imipenem + Cilastin + Relebactam** gegen MRGN
- **MRX-1** gegen MRSA und VRE
- **Solithromycin**
- **Sulopenem** gegen MRGN

Insgesamt handelt es sich auch hier häufig um Weiterentwicklungen oder Kombinationen bestehender Substanzen mit erweitertem Spektrum.

Daneben gibt es Ansätze aus der Grundlagenforschung z. B. zur Entwicklung der Siderophor-Cephalosporine, die ein aktives Eisentransportsystem der Bakterienzellen zur Einschleusung nutzen, der Isolierung neuartiger Substanzen wie Teixobactin aus dem im Boden lebenden Bakterium *Eleftheria terrae* oder des Malacidins, welches ebenfalls aus der systematischen Untersuchung des Bodenmikrobioms gewonnen wurde. Mit dem Lugdunin wurde ein thiazolidinhaltiges Cyclopeptid-Antibiotikum entdeckt, welches durch *Staphylococcus lugdunensis* produziert wird. Alle diese Substanzen können auch für Erklärungsversuche der lokalen und regionalen Mikrobiotadiversität herangezogen und vielleicht bald therapeutisch genutzt werden. Andere Forschungsanstrengungen suchen nach spezifischen monoklonalen Antikörper z. B. gegen *Pseudomonas aeruginosa, Staphylococcus aureus, Acinetobacter baumannii* oder *Klebsiella pneumoniae*, um das therapeutische Arsenal zu erweitern.

## 1.2.1 Resistenzprävention

▶ Wichtigste Säule der Resistenzprävention ist der **verantwortungsbewusste Umgang mit** Antibiotika in der Human- und Veterinärmedizin (Kap. 6).

Hierzu wurden in den letzten Jahren erhebliche Anstrengungen auf institutioneller Ebene vor allem in den Krankenhäusern unternommen und durch gesetzliche Regelungen (§ 23 Infektionsschutzgesetz) flankiert.

Auch im ambulanten Versorgungsbereich (z. B. Behandlung von Atemwegsinfektionen mit Antibiotika trotz meist viraler Genese) oder bei der Versorgung von Bewohnern in Pflegeheimen bei Infektionserkrankungen besteht hier noch Verbesserungspotenzial, wie das Beispiel einer Studie aus Boston zeigt.

**Beispiel**

Bei 362 Bewohnern von Pflegeheimen mit schwerer Demenz wurden 496 Verdachtsdiagnosen einer Infektion gestellt und 72,4 % mit Antibiotika (meistens Chinolone oder Cephalosporine der 3. oder 4. Generation) behandelt, obwohl bei 94,8 % der betroffenen ein palliatives Therapieziel definiert und bei 44 % keine starken klinischen Kriterien zur Unterstützung der Therapieindikation vorlagen. Die kumulative Inzidenz der Akquisition multiresistenter Erreger in der Kohorte lag bei zu Beginn unkolonisierten Bewohnern bei 48 % nach einem Jahr, wobei Chinolongebrauch mit einem relativen Risiko von 1,89 (95 %-Konfidenzintervall 1,28–2,81) und 3. oder 4.Generations-Cephalosporine mit einem relativen Risiko von 1,57 (95 %-Konfidenzintervall 1,04–2,4) assoziiert waren. Die Autoren kommen zu dem Schluss, dass Behandlungen nicht

selten entgegen der Wünsche der Bewohner und der festgelegten Therapieziele selbst bei fragwürdiger primärer Indikation
durchgeführt wurden und das Risiko der Ausbreitung multiresistenter Erreger billigend in Kauf genommen wird (Mitchell
et al. 2014).

▶ Falsche Erwartungen von Patienten und Angehörigen
und fehlende Aufklärung über sinnvollen Antibiotikaeinsatz und Risiken und Nebenwirkungen ihrer Anwendung führen zu unverhältnismäßigem Gebrauch
im Sinne von (vorauseilender) Erwartungserfüllung
und forensischer Absicherung seitens der behandelnden Ärzte.

Neben dem individuellen **Aufklärungsgespräch** durch die behandelnden Ärzte sind hier auch allgemeine Aufklärungskam-
pagnen, z. B. durch die Bundeszentrale für gesundheitliche Aufklärung oder vergleichbare Einrichtungen zur Schaffung eines
öffentlichen Bewusstseins vonnöten.

Die Diskussion um den Antibiotikaeinsatz in der **Tiermast** hat
hier ihren Anteil beigetragen und zeigt gleichzeitig eine weitere
Public-Health-Problematik auf: Die Veränderung der Verbrei-
tungs- und Akquisitionswege multiresistenter Erreger.

Ist bei Kontaktübertragung von Patient zu Patient im Krankenhaus eine Unterbrechung von Übertragungsketten durch klassi-
sche krankenhaushygienische Maßnahmen wie Barrierepflege
und Einzelzimmerunterbringung in Ausbruchssituationen meist
relativ gut wirksam, stoßen derartige Konzepte bei Verbreitung
in der Bevölkerung z. B. durch Lebensmittelvektoren oder Tiere
an ihre Grenzen. Beide Mechanismen werden sowohl bei MRSA
(Stichwort „lifestock-associated" MRSA) als auch bei ESBL-
Bildnern beobachtet. Insofern müssen Präventionsanstrengungen
weit über das Krankenhaus hinaus reichen und betreffen auch die
Lebensmittelhygiene und vor allem in unterentwickelten Ländern
die Wasser- und Toilettenhygiene.

Das **zoonotische Potenzial** manifester Infektionen durch
multiresistente Erreger tierischen Ursprungs bleibt nach wie vor

schwer abschätzbar. Cox und Popken (2014) berechneten für LA-MRSA (ST 398) aufgrund von Prävalenzdaten bei Tieren, auf Schlachthöfen und im Fleischhandel, bei Arbeitern in der landwirtschaftlichen Produktion und bei Krankenhauspatienten ein zusätzliche MRSA-Infektion pro Jahr bei exponierten Landwirten und eine zusätzliche Infektion in 31 Jahren in der Normalbevölkerung der USA.

Weiterer Forschungsbedarf besteht auch hinsichtlich **regionaler Unterschiede** in der endemischen Verbreitung von multiresistenten Erregern, wie dies beispielsweise bei VRE der Fall zu sein scheint. Hier konnten Gastmeier et al. (2014) mithilfe von Daten aus dem KISS-System von Intensivstationen zeigen, dass es zu einer deutlichen Zunahme der Wundinfektionen und katheterassoziierten Blutstrominfektionen gekommen ist, die sich jedoch vor allem in vier Bundesländern in einem Gürtel zwischen Nordrhein-Westfalen und Sachsen manifestiert. Ähnliche Beobachtungen, teilweise zwischen Landkreisgrenzen, sind dem praktisch tätigen Epidemiologen aus der alltäglichen Beratung von Krankenhäusern vertraut, ohne das Versorgungsschwerpunkte, Zuweisungsströme, Ausbrüche oder manifeste Hygieneprobleme dafür prima vista verantwortlich gemacht werden können. Über regional schützende oder begünstigende Unterschiede der Mikrobiomtypen kann spekuliert werden.

Da die Übertagungswege für multiresistente Erreger sich nicht von denen ihrer nicht resistenten Speziesgenossen unterscheiden, kommt der **Standard-** oder **Basishygiene** bei der Prävention in Einrichtungen des Gesundheitswesens die überragende Bedeutung zu, zumal nur bei einem Bruchteil der behandelten Patienten der Besiedlungsstatus zum Zeitpunkt des Behandlungsbeginns bekannt ist.

▶ Versäumnisse in der Standardhygiene/Basishygiene können auch durch besondere Hygienemaßnahmen bei multiresistenten Erregern nicht ausgeglichen werden.

Basishygienemaßnahmen (auch Standardhygienemaßnahmen genannt) werden bei allen Patienten unabhängig von ihrem Kolonisations- oder Infektionsstatus (diagnoseunabhängig) durchgeführt, um eine Übertragung von Erregern auf den Patienten und das Personal zu verhindern und das Risiko einer nosokomialen Weiterverbreitung von (potenziellen) Krankheitserregern zu minimieren. Hierzu gehören vor allem die hygienische Händedesinfektion und der situationsbedingte Einsatz von speziellen Barrieremaßnahmen sowie die sichere Injektions- und Infusionstechnik, die ordnungsgemäße Aufbereitung von Medizinprodukten, die adäquate Reinigung und Desinfektion der Patientenumgebung, aber auch der vollständige Impfschutz des Personals (KRINKO 2015).

Konsequent angewendet schützen Standardhygienemaßnahmen auch vor Übertragung bei unerkannt mit multiresistenten Erregern besiedelten Patienten.

Die wesentlichen Elemente der Standard-/Basishygiene sind:

- Händehygiene
- Gebrauch persönlicher Schutzausrüstung (PSA)
- Korrekte Handhabung und Aufbereitung von Pflegeutensilien/ Medizinprodukten
- Korrekte Reinigung/Desinfektion der Patientenumgebung
- Einzelunterbringung von Patienten, die ihre Umgebung kontaminieren (unkontrollierter Husten/Diarrhö; fehlende Hygienecompliance)
- Korrektes Verhalten bei Husten, Niesen, Schnäuzen
- Sichere Injektions- und Infusionstechniken
- Hygienische Grundregeln für medizinisches Personal:
    - Bei Tätigkeiten, die eine hygienische Händedesinfektion erfordern, Schmuck wie Ringe (auch Ehering), Armreifen, Uhren und Freundschaftsbänder ablegen (gemäß TRBA 250).
    - Auf gepflegte, kurze und unbehandelte Fingernägel achten (gemäß TRBA 250).
    - Keine künstlichen Fingernägel, keine Nagelverlängerungen, keine Gel-Nägel verwenden (gemäß TRBA 250), keine farbig lackierten Fingernägel (Ausnahme: medizinische Indikation).
    - Lange Haare vor Dienstbeginn zusammenbinden.
    - Die Dienstkleidung ist geschlossen zu tragen und muss optisch sauber sein, ggf. täglich wechseln.

**Händehygiene**

Bei sichtbarer massiver Verschmutzung erfolgt eine gezielte Dekontamination/Händewaschung (Umgebungskontamination vermeiden, Kleidung nicht bespritzen) und anschließende hygienische Händedesinfektion.

Zur Prävention nosokomialer Infektionen ist die **hygienische Händedesinfektion** die entscheidende Maßnahme, wobei die gesamte Haut der Hände zu berücksichtigen ist, also auch Fingerkuppen, Daumen, Fingerzwischenräume und Falten der Handinnenflächen.

Abb. 1.2 zeigt die fünf Indikationen der Händedesinfektion nach den Empfehlungen der WHO bzw. der Aktion Saubere Hände (www.aktion-sauberehaende.de).

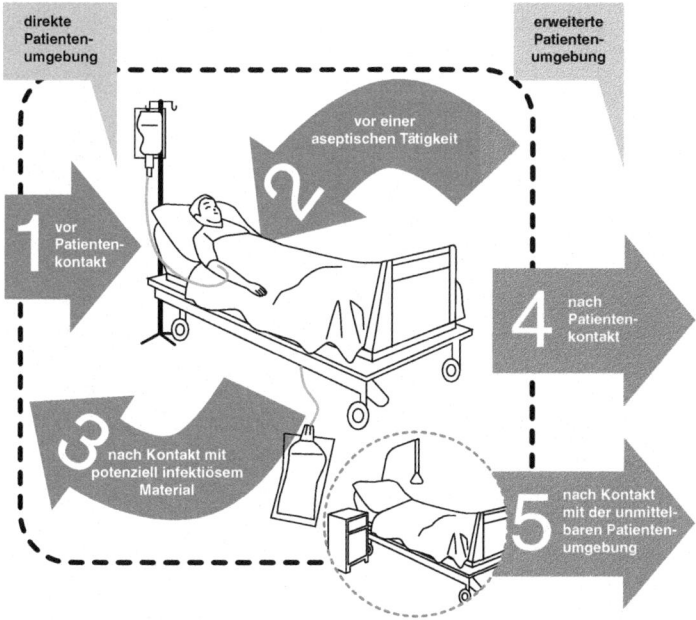

**Abb. 1.2** Die fünf Momente zur Händedesinfektion nach den Empfehlungen der WHO bzw. der Aktion Saubere Hände

Die hygienische Händedesinfektion erfolgt mit alkoholischen Präparaten, vorzugsweise ohne Duft- und Farbstoffe.

▶   Bei Händedesinfektionsmittelflaschen und Flüssigseife nur Originalgebinde benutzen.

In Arbeitspausen oder nach Arbeitsende ist auf gründliche Hautpflege zu achten (Hautschutzplan). Der Haut des Handrückens fehlt das Unterhautfettgewebe. Die Haut erscheint hier besonders dünn und trocknet schneller aus. Die Creme daher auf die pflegebedürftigen Handrücken auftragen und diese dann gegeneinander reiben, bis die Creme gut einzieht. Anschließend die Creme gründlich in die Haut der Finger, Fingerzwischenräume, Fingerkuppen und Nagelfalze einarbeiten. Cremereste in der Handfläche verreiben. Die Menge ist dabei so gering, dass die Hände trotzdem griffig bleiben.

## Schutzkleidung – persönliche Schutzausrüstung (PSA)

PSA tragen, wenn bei der Patientenversorgung Kontakt mit Blut oder Körperflüssigkeiten zu erwarten ist. Arztkittel oder Bereichskleidung sind keine Schutzkleidung im Sinne einer PSA.

Die persönliche Schutzausrüstung dient dazu, eine Kontamination der Haut oder Kleidung mit potenziellen Krankheitserregern zu unterbinden.

- Der Arbeitgeber muss dafür sorgen, dass ausreichend und passende PSA verfügbar und dem medizinischen Personal leicht zugänglich ist.
- Das medizinische Personal und Reinigungspersonal muss über die richtige Wahl und den richtigen Gebrauch von PSA fortgebildet werden.
- PSA unmittelbar nach Gebrauch ausziehen und entsorgen. Wichtig ist hierbei das richtige Ausziehen, da ansonsten der Nutzen der Schutzkleidung ad absurdum geführt wird.

## Schutzhandschuhe

- Handschuhe tragen, wenn Kontakt mit Blut oder anderen potenziell infektiösen Substanzen, Schleimhaut, nicht intakter Haut oder potenziell kontaminierter intakter Haut zu erwarten ist (z. B. bei stuhl- oder urininkontinenten Patienten).
- Passform und Strapazierfähigkeit der Handschuhe müssen an die jeweilige Tätigkeit angepasst sein, z. B. Einmal-Untersuchungshandschuhe für die direkte Patientenversorgung und begrenzte Flächendesinfektionsmaßnahmen (z. B. Arbeitsflächen vor dem Richten von Infusionen); entsprechend robustere, chemikalienfeste Handschuhe mit längeren Stulpen für systematische Reinigungs- und Desinfektionsarbeiten (Reinigungspersonal) oder bei der Aufbereitung von Medizinprodukten (ZSVA-Personal).
- Handschuhe nach Kontakt mit einem Patient und/oder der Patientenumgebung (einschl. Medizinprodukten) unter Beachtung der richtigen Technik auszuziehen, um eine Händekontamination zu vermeiden, anschließend hygienische Händedesinfektion.
- Nicht dasselbe Paar Handschuhe zur Versorgung von mehr als einem Patienten benutzen.
- Handschuhe nicht zum Zweck der Wiederverwendung desinfizieren. Eine Ausnahme ist möglich beim Wechsel zu aseptischen Tätigkeiten oder von einer kontaminierten Körperregion (z. B. Perinealregion) zu einer sauberen Körperregion (z. B. Gesicht) am selben Patienten, wobei geeignete desinfektionsmittelbeständige Handschuhe (nach EN 374) getragen werden müssen und nicht mehr als 5 Handschuhdesinfektionen erfolgen sollten. Bei sichtbarer Kontamination müssen die Handschuhe aber in jedem Fall auch während der Versorgung desselben Patienten gewechselt werden.

## Schutzkittel/Schürze

- Bei der Patientenversorgung und anderen Maßnahmen, bei denen Kontakt mit Blut, Körperflüssigkeiten, Sekreten oder Ausscheidungen zu erwarten ist, Schutzkittel tragen, um eine

Verunreinigung oder Kontamination von Haut und Kleidung zu verhindern.

- Vor Verlassen der Patientenumgebung Schutzkittel ausziehen und Händehygiene durchführen.
- Schutzkittel nicht wiederverwenden (auch bei wiederholtem Kontakt mit demselben Patienten).

**Atemschutz, Augenschutz**
PSA zum Schutz von Augen-, Nasen- und Mundschleimhaut tragen, falls mit Verspritzung von Blut, Körperflüssigkeiten, Sekreten oder Ausscheidungen zu rechnen ist. Auswahl von Atemschutz (FFP-Maske), Schutzbrille, Visier je nach dem zu erwartenden Expositionsrisiko.

Bei Maßnahmen mit möglicher Tröpfchenexposition (z. B. Bronchoskopie, offener Atemwegabsaugung etc.) sollte zusätzlich zu Handschuhen und Schutzkittel eine der folgenden Schutzausrüstungen getragen werden (bei bestimmten Erregern kann höherwertiger Atemschutz, d. h. FFP-2- oder -3-Maske, erforderlich sein):

- Atemschutz (FFP1) und Schutzbrille
- Visier, das die Vorderseite und die Seiten des Gesichts vollständig bedeckt
- Atemschutz mit integriertem Visier

Würden diese Maßnahmen bei ausreichendem Personalschlüssel konsequent durchgeführt, wären die meisten Diskussionen über besondere Hygienemaßnahmen bei multiresistenten Erregern überflüssig und der primäre Einsatz von Einzelzimmerunterbringung und Anlegen persönlicher Schutzausrüstung schon bei Betreten des Patientenzimmers nur bei besonderem Gefahrenpotenzial der Weiterverbreitung (z. B. XDR- und PDR-Erreger mit Kontakt- oder Tröpfchenübertragung) indiziert.

Die aktualisierten Technischen Regelungen Biologische Arbeitsstoffe (TRBA 250 2014) führen zum Einsatz persönlicher Schutzausrüstung bei multiresistenten Erregern aus:

Erreger mit Antibiotikaresistenzen, sog. multiresistente Erreger (MRE), unterscheiden sich bezüglich ihrer Übertragungswege und krankmachenden Wirkungen sowie ihrer Eigenschaften in der Umwelt und ihrer Empfindlichkeit gegenüber Desinfektionsmitteln nicht von gleichen Erregern ohne diese Resistenz. Für den Arbeitsschutz ist deshalb die strikte Einhaltung der allgemeinen Hygienemaßnahmen ausreichend. Barriere-/Isolierungs-Maßnahmen allein können unzureichende oder nicht strikt eingehaltene allgemeine Hygienemaßnahmen nicht ersetzen. Werden Tätigkeiten durchgeführt, bei denen es nicht zum Kontakt mit Körperflüssigkeiten kommt, z. B. bei Betreten des Patientenzimmers zum Austeilen von Essen, und dies auch akzidentiell, z. B. durch unkontrollierte Hustenstöße bei Tracheotomierten, nicht zu erwarten ist, ist keine persönliche Schutzausrüstung erforderlich. Sollte es im Rahmen dieser Tätigkeiten doch zu Kontakt mit Körperflüssigkeiten kommen, z. B. weil der Patient droht, aus dem Bett zu stürzen, so kann durch Wechsel gegebenenfalls kontaminierter Arbeitskleidung das Risiko der MRE-Übertragung vermieden werden. Beim Verlassen des Zimmers ist eine Händedesinfektion erforderlich. Bei vorhersehbarem Kontakt zu Körperflüssigkeiten bei Tätigkeiten an MRE-tragenden Patienten sind Schutzmaßnahmen erforderlich, die dazu dienen, die Beschäftigten zu schützen und den Erreger innerhalb der Einrichtung nicht weiter zu verbreiten. Diese Maßnahmen müssen anhand individueller Risikoanalysen festgelegt werden. Ist ein Kontakt zu den Schleimhäuten von Nase oder Mund ausgeschlossen, ist ein Mund-Nasen-Schutz als Berührungsschutz im Allgemeinen entbehrlich.

▶ Konsequente Basishygiene würde besondere Maßnahmen bei multiresistenten Erregern in vielen Fällen entbehrlich machen.

Fätkenheuer et al. (2015) setzen sich in einem Viewpoint-Artikel im Lancet kritisch mit dem Einsatz von Screeningprotokollen und Isolierungsmaßnahmen mit dem Ziel der Prävention von MRSA-Übertragungen auseinander und kommen zu dem Ergebnis, dass es keine evidenzbasierte Grundlage für viele der geforderten Maßnahmen gibt (Tab. 1.2).

Eine ähnliche Schlussfolgerung zogen Backman et al. (2011) beim Review von 32 Arbeiten zu Screening und Isolierung bei multiresistenten Erregern und die Canadian Agency for Drugs and Technologies in Health Care bei ihrem Systematic Review of the

**Tab. 1.2** Wirksamkeit verschiedener Maßnahmen zur MRSA-Übertragungsprävention. (Adaptiert nach Fätkenheuer 2014)

| Studie (Autor und Jahr) | Einrichtung | Screening und Isolierung | Kittel und Handschuhe | Händehygiene | Dekolonisation Universell | Dekolonisation Gezielt |
|---|---|---|---|---|---|---|
| Robicsek et al. 2008 | Klinik | Wirksam als Teil eines Pakets | – | – | – | – |
| Harbarth et al. 2008 | Chirurgische Stationen | Nicht wirksam | – | – | – | Nicht wirksam |
| Jain et al. 2011 | Klinik | Wirksam als Teil eines Bündels | | | | |
| Huskins et al. 2011 | Intensivstationen | Nicht wirksam | – | – | – | Nicht wirksam |
| Huang et al. 2013 | Intensivstationen und Stammzelltransplantationszentren | Nicht wirksam | – | – | Wirksam | – |
| Climo et al. 2013 | Intensivstationen | – | – | – | Wirksam | – |
| Harris et al. 2013 | Intensivstationen | – | wirksam | – | – | – |
| Lee et al. 2011 | Chirurgische Stationen | Alleine nicht wirksam | – | Alleine nicht wirksam | – | – |
| Derde et al. 2014 | Intensivstationen | Nicht wirksam | – | Wirksam als Teil eines Bündels | | |

Clinical Evidence and Health Services Impact of Screening, Isolation, and Decolonization Strategies for Vancomycin-Resistant Enterococci or Extended Spectrum Beta-Lactamase Producing Organisms (Ho 2012).

Während also die Wirksamkeit einzelner Maßnahmen und bestimmter Maßnahmenbündel jenseits des jeweiligen Studiendesigns nur schwer allgemein übertragbar zu sein erscheint, bleibt die Tatsache übrig, dass es nicht so sehr darauf ankommt, was man tut, sondern dass man etwas tut – was in erster Linie auf Bewusstseinsbildung und Erhöhung der (allgemeinen) Hygienecompliance abzuzielen scheint und dass dies unter qualifizierter Leitung geschieht. Pogorzelska et al. (2012) fanden in einer kalifornischen Studie ebenfalls keinen Zusammenhang zwischen den (heterogenen) MRE-Maßnahmenbündeln der an der Studie beteiligten Krankenhäuser und der Rate von Blutstrominfektionen mit diesen Erregern, wohl aber eine signifikante Reduktion der Blutstrominfektion bei Vorhandensein eines qualifizierten Krankenhaushygienikers.

Eine australische Studie schließlich bestätigt die fundamentale Bedeutung der Händehygiene als wichtigste Präventionsmaßnahme und kommt darüber hinaus zu dem Schluss, dass eine abteilungs- und stationsspezifische Festlegung von Hygienemaßnahmen aufgrund individueller Risikofaktoren am besten geeignet sei, die Compliance mit den Maßnahmen zu erhöhen und ein effektives und kostengünstiges Regime zur Transmissionsverhinderung zu etablieren (Sadsad et al. 2013).

▶  Für den Patienten entscheidend ist bei allen Anstrengungen in erster Linie die Prävention von Infektionen und erst in zweiter Linie die Vermeidung von Kolonisation mit multiresistenten Erregern.

Individualisierte Ansätze erfordern jedoch ein hohes Maß von Schulung des Personals und Aufklärung von Patienten und Angehörigen, um Fehlinterpretationen, Vertrauensverlust und Unsicherheit zu vermeiden (Kap. 7), sowie vorbildliches Verhalten der leitenden Mitarbeitenden einer Einrichtung in Sachen Standardhygiene (Schulz-Stübner 2014).

Als Ergebnisse der „Systematic review and evidence-based guidance on organization of hospital infection control programmes (SIGHT) study group" zur Implementierung von Infektionspräventionsprogrammen (Zingg et al. 2015) wurden folgende Faktoren als entscheidend für eine effektive Infektionsprävention im Krankenhaus identifiziert:

- Organisation der Infektionsprävention
- Bettenbelegung bzw. Einsatz von Leihkräften
- Verfügbarkeit und der leichte Zugang zu Materialien und Gerätschaften sowie optimale, ergonomische Arbeitsbedingungen
- Angemessener Umgang mit Richtlinien in Kombination mit Ausbildung und Training
- Durchführung von Audits und Feedback
- Teilnahme an Surveillance-Maßnahmen
- Implementierung von Infektionspräventionsprogrammen
- Gewinnung von Vorreitern zur Umsetzung von Interventionsstrategien
- Positive Unternehmens- und Kommunikationskultur

Zur Festlegung der individuellen Präventionsziele und erforderlichen Maßnahmen gibt die KRINKO in ihren aktuellen Empfehlungen zur Prävention und Kontrolle von Methicillin-resistenten *Staphylococcus-aureus*-Stämmen (MRSA) in medizinischen und pflegerischen Einrichtungen einige Hinweise zur ärztlichen Risikoanalyse (KRINKO 2014), die sinnvoll ergänzt auf alle multiresistenten Erreger übertragen werden könnten.

Die wesentlichen Punkte für eine **individuelle Risikoanalyse** sollten beinhalten:

- Behandlungsprofil der Einrichtung (operativ/konservativ, Behandlung besonderer Risikogruppen etc.), d. h. **Infektionsrisiko des Patientenklientels**
- Ermittlung des **Streupotenzials** von besiedelten/infizierten Patienten (z. B. unkontrollierte Verbreitung des Erregers beim hustenden, tracheotomierten Patienten; fehlende Hygienecompliance von dementen oder unkooperativen Patienten etc.) entsprechend dem Profil der Einrichtung

- Abschätzung des **Kolonisationsdruckes**/der MRE-Last in einer Einrichtung durch entsprechende Erfassung und Surveillance
- Abschätzung des **Selektionsdruckes** durch Erfassung und Bewertung des Antibiotikaverbrauchs und Ermittlung von Verbesserungspotenzialen zur rationalen Antibiotikaanwendung
- Ermittlung des aktuellen Infektionsrisikos in der Einrichtung durch Erfassung und Bewertung nosokomialer Infektionen nach etablieren **Surveillancekriterien** (z. B. Krankenhausinfektionssurveillance-System, KISS) und Optimierung der (allgemeinen) Infektionspräventionsmaßnahmen
- Werden Patienten mit MRE-spezifischen Risikofaktoren versorgt: Festlegung des erforderlichen **Screeningumfanges**
- Ermittlung der **Compliance** mit Hygienemaßnahmen und Ableitung von Verbesserungsstrategien durch Erfassung von Verbrauchsdaten (z. B. Händedesinfektionsmittel), strukturierte Beobachtungsstudien (z. B. Händehygiene oder Reinigungsleistung) und Patienten-Mitarbeiterbefragungen.

Überflüssige Hygienemaßnahmen führen durch Fehler bei der Umsetzung nicht notwendigerweise zu mehr Sicherheit (z. B. falscher Umgang mit nicht indizierter persönlicher Schutzausrüstung), sondern möglicherweise zu vermehrten Nebenwirkungen in Form von schlechterer medizinischer Versorgung und sozialer Ausgrenzung/Stigmatisierung (Zahar et al. 2013) und in jedem Fall zu unnötigen Kosten und Ressourcenverschwendung durch Bettenschließungen und vermehrten Personalbedarf.

Demgegenüber scheinen allgemeine und grundsätzliche, einrichtungsweite Verbesserungen, z. B. bei der Qualität der Reinigung, in hohem Maße effektiv und wirtschaftlich zu sein. Durch ein krankenhausweites verbessertes Reinigungsregime konnten Everett et al. (2014) eine Reduktion der MRSA-Rate pro 1000 Patiententage um 63 %, eine Reduktion der VRE-Rate um 53 %, eine Reduktion nosokomialer Infektionen mit *Acinetobacter baumannii* um 6 % sowie einen Rückgang von deviceassoziierten Infektionen zeigen. Dadurch berechnen sie eine Kosteneinsparung für das Krankenhaus von 5.800.526 $ und die Vermeidung von 13 Todesfällen.

Allerdings ist bei der Interpretation von Studien sowohl bei derartigen Kostenschätzungen als auch bei Modellen zur zuschreibbaren Letalität von Infektionen oder Morbidität bei Kolonisation mit multiresistenten Erregern große Vorsicht geboten, da die Ergebnisse stark von einrichtungsspezifischen Faktoren (insbesondere bei den Kosten) und Grundannahmen der Modellrechnungen abhängen. Nichtsdestotrotz bieten derartige Studien wertvolle Hinweise für den gezielten und wirtschaftlich sinnvollen Ressourceneinsatz. So konnten Tübbicke et al. in eine komplexen Modellrechnung zum Thema MRSA-Screening zeigen, dass ein risikoadaptiertes Screeningprogramm im Vergleich zu universellem Screening oder dem völligen Verzicht auf ein Screening die kosteneffektivste Maßnahme darstellt (Tübbicke et al. 2013).

Der Stellenwert von **keimlastreduzierenden Verfahren** z. B. nasale Dekolonisation und Ganzkörperwaschung präoperativ (KRINKO 2018) oder bei Intensivpatienten bzw. selektive Darmdekontamination zur Vermeidung einer Überwucherungsflora im Darm von Intensivpatienten) im Hinblick auf die Entstehung von Resistenzen bzw. hinsichtlich der Verhinderung einer Transmission resistenter Erreger ist Gegenstand einer breiten wissenschaftlichen Diskussion (Houben et al. 2014; Daneman et al. 2013; Huang et al. 2013; Silvestri et al. 2012; Oostdijk et al. 2010; de Smet et al. 2009; Exner et al. 2017). Gleiches gilt für den Stellenwert von **Probiotika** (Petrof et al. 2012; Morrow et al. 2012), sodass auch hier einrichtungsspezifische, risikoadaptierte Konzepte gefordert sind (Schulz-Stübner 2013).

Ob uns in Zukunft innovative Therapieansätze wie **Phagentherapie** oder **Impfstoffe** zur Hilfe kommen, wird sich zeigen. Auf dem Gebiet der Imfpstoffe besteht allerdingt zumindest bei Staphylokokken derzeit eher wenig Hoffnung (Salgado-Pabón und Schlievert 2014), während die Phagentherapie vielversprechend (Parasion et al. 2014; Kaźmierczak et al. 2014) und förderungswürdig erscheint, allerdings in Deutschland bisher eher wenig Aufmerksamkeit erhalten hat.

Vor blindem Aktionismus muss in jedem Fall ebenso gewarnt werden, wie vor einer Vogel-Strauß-Politik, um der Herausforderung durch multiresistente Erreger im 21. Jahrhundert gerecht zu werden.

# Literatur

Backman C, Taylor G, Sales A, Marck PB (2011) An integrative review of infection prevention and control programs for multidrug-resistant organisms in acute care hospitals: a socio-ecological perspective. Am J Infect Control 39(5):368–378. https://doi.org/10.1016/j.ajic.2010.07.017

Climo MW, Yokoe DS, Warren DK et al (2013) Effect of daily chlorhexidine bathing on hospital-acquired infection. N Engl J Med 368:533–542

Cox LA, Popken DA (2014) Quantitative assessment of human MRSA RISK from swine. Risk Anal 34:1639–1650

Daneman N, Sarwar S, Fowler RA, Cuthbertson BH, on behalf of the SuDDICU Canadian Study Group (2013) Effect of selective decontamination on antimicrobial resistance in intensive care units: a systematic review and meta-analysis. Lancet Infect Dis 13:328–341

De Smet AMGA, Kluytmans JW, Cooper BS, Mascini EM, Benus RFJ et al (2009) Decontamination of the digestive tract and oropharynx in ICU patients. N Engl J Med 360:20–31

Derde LP, Cooper BS, Goossens H, the MOSAR WP3 Study Team et al (2014) Interventions to reduce colonisation and transmission of antimicrobial-resistant bacteria in intensive care units: an interrupted time series study and cluster randomised trial. Lancet Infect Dis 14:31–39

Everett BR, Sitton JT, Wilson M (2014) Efficacy and cost-benefit analysis of a global environmental cleaning algorithm on hospital-acquired infection rates. J Patient Saf BR Open Access 00:00-00

Exner M, Bhattacharya S, Christiansen B et al (2017) Antibiotic resistance: what is so special about multidrug-resistant Gram-negative bacteria? GMS Hyg Infect Control 12, ISSN 2196-5226

Fätkenheuer G, Hirschel B, Harbarth S (2015) Screening and isolation to control methicillin-resistant Staphylococcus aureus: sense, nonsense, and evidence. Lancet 385:1146–1149

Fleming A (1929) On the antibacterial action of cultures of a penicillium, with special reference to their use in the isolation of B. influenzæ. Br J Exp Pathol 10(3):226–236

Gastmeier P, Schröder C, Behnke M, Meyer E, Geffers C (2014) Dramatic increase in vancomycin-resistant enterococci in Germany. Antimicrob Chemother 69(6):1660–1664

Harbarth S, Fankhauser C, Schrenzel J et al (2008) Universal screening for methicillin-resistant Staphylococcus aureus at hospital admission and nosocomial infection in surgical patients. JAMA 299:1149–1157

Harris AD, Pineles L, Belton B, the Benefits of Universal Glove and Gown (BUGG) Investigators et al (2013) Universal glove and gown use and acquisition of antibiotic-resistant bacteria in the ICU: a randomized trial. JAMA 310:1571–1580

Ho C, Lau A, Cimon K, Farrah K, Gardam M (2012) Screening, isolation, and decolonization strategies for vancomycin-resistant enterococci or extended spectrum beta-lactamase producing organisms: a systematic review of the clinical evidence and health services impact [Internet]. Ottawa: Canadian Agency for Drugs and Technologies in Health (Rapid Response Report: Systematic Review)

Houben AJM, Oostdjik EAN, van der Voort PHJ, Monen JCM, Bonten MJM, van der Bij AK, ISIS-AR Study Group (2014) Selective decontamination of the oropharynx and the digestive tract and antimicrobial resistance: a 4 year ecological study in 38 intensive care units in the Netherlands. J Antimicrob Chemother 69:797–804

Huang SS, Septimus E, Kleinman K, the CDC Prevention Epicenters Program, and the AHRQ DECIDE Network and Healthcare-Associated Infections Program et al (2013) Targeted versus universal decolonization to prevent ICU infection. N Engl J Med 368:2255–2265

Huskins WC, Huckabee CM, O'Grady NP, and the STAR*ICU Trial Investigators et al (2011) Intervention to reduce transmission of resistant bacteria in intensive care. N Engl J Med 364:1407–1418

Jain R, Kralovic SM, Evans ME et al (2011) Veterans Affairs initiative to prevent methicillin-resistant Staphylococcus aureus infections. N Engl J Med 364:1419–1430

Kaźmierczak Z, Górski A, Dąbrowska K (2014) Facing antibiotic resistance: Staphylococcus aureus phages as a medical tool. Viruses 6(7):2551–2570. https://doi.org/10.3390/v6072551

Kommission für Krankenhaushygiene und Infektionsprävention (KRINKO) beim Robert Koch-Institut (2014) Empfehlungen zur Prävention und Kontrolle von Methicillin-resistenten Staphylococcus aureus-Stämmen (MRSA) in medizinischen und pflegerischen Einrichtungen. Bundesgesundheitsbl 57:696–732

Empfehlung der Kommission für Krankenhaushygiene und Infektionsprävention (KRINKO) beim Robert Koch-Institut (2015) Infektionsprävention im Rahmen der Pflege und Behandlung von Patienten mit übertragbaren Krankheiten. Bundesgesundheitsbl 58:1151–1117

KRINKO (2018) Empfehlung der Kommission für Krankenhaushygiene und Infektionsprävention (KRINKO) beim Robert Koch-Institut. Prävention postoperativer Wundinfektionen. Bundesgesundheitsbl 61:448–473

Lee AS, Macedo-Vinas M, François P et al (2011) Impact of combined low-level mupirocin and genotypic chlorhexidine resistance on persistent methicillin-resistant Staphylococcus aureus carriage after decolonization therapy: a case-control study. Clin Infect Dis 52:1422–1430

Liu YY, Wang Y, Walsh TR et al (2015) Emergence of plasmid-mediated colistin resistance mechanism MCR-1 in animals and human beings in China: a microbiological and molecular biological study. Lancet Infect Dis (Published Online November 18). https://doi.org/10.1016/S1473-3099(15)00424-7

Lübbert C, Straube L, Stein C, Makarewicz O, Schubert S, Mössner J, Pletz MW, Rodloff AC (2015) Colonization with extended-spectrum beta-lactamase-producing and carbapenemase-producing Enterobacteriaceae in international travelers returning to Germany. Int J Med Microbiol 305:148–156

Lübbert C et al (2017) Environmental pollution with antimicrobial agents from bulk drug manufacturing industries in Hyderabad, South India, is associated with dissemination of extended-spectrum beta-lactamase and Carbapenemase-producing pathogens. Infection 45:479–491

Magiorakos AP, Srinivasan A, Carey RB, Carmeli Y, Falagas ME et al (2012) Multidrug-resistant, extensively drug-resistant and pandrug-resistant bacteria: an international expert proposal for interim standard definitions for acquired resistance. Clin Microbiol Infect 18:268–281

Mitchell SL, Shaffer ML, Loeb MB, Givens JL, Habtemariam D et al (2014) Infection Management and multidrug-resistant organisms in nursing home residents with advanced dementia. JAMA Intern Med 174:1660–1667. https://doi.org/10.1001/jamainternmed.2014.3918

Morrow LE, Gogineni V, Malesker MA (2012) Probiotics, prebiotic, and synbiotic use in critically ill patients. Curr Opin Crit Care 18:186–191

Oostdijk E, de Smet AM, Blok HE, Thieme Groen ES, van Asselt GJ et al (2010) Ecological effects of selective decontamination on resistant gram-negative bacterial colonisation. Am J Respir Crit Care 181:452–457

Parasion S, Kwiatek M, Gryko R, Mizak L, Malm A (2014) Bacteriophages as an alternative strategy for fighting biofilm development. Pol J Microbiol 63(2):137–145

Petrof EO, Dhaliwal R, Manzanares W, Johnstone J, Cook D, Heyland DK (2012) Probiotics in the critically ill. A systematic review of the randomized trial evidence. Crit Care Med 40:3290–3302

Pogorzelska M, Stone PW, Larson EL (2012) Certification in infection control matters: Impact of infection control department characteristics and policies on rates of multidrug-resistant infections. Am J Infect Control 40(2):96–101. https://doi.org/10.1016/j.ajic.2011.10.002

Robicsek A, Beaumont JL, Paule SM et al (2008) Universal surveillance for methicillin-resistant Staphylococcus aureus in 3 affiliated hospitals. Ann Intern Med 148:409–418

Sadsad R, Sintchenko V, GD MD, Gilbert GL (2013) Effectiveness of hospital-wide methicillin-resistant Staphylococcus aureus (MRSA) infection control policies differs by ward specialty. PLoS One 8(12):e83099. https://doi.org/10.1371/journal.pone.0083099. eCollection

Salgado-Pabón W, Schlievert PM (2014) Models matter: the search for an effective Staphylococcus aureus vaccine. Nat Rev Microbiol 12(8):585–591. https://doi.org/10.1038/nrmicro3308

Schulz-Stübner S (2013) From SDD to a risk- and CIRCOdiagnosis-based approach for treatment and prophylaxis of intestinal bacterial overgrowth in critically ill patients. Intensive Care Med 39:973–974

Schulz-Stübner S (2014) Berufsgruppenspezifisches Vorbildverhalten in Sa-
     chen Hygiene. Krankenhaushygiene up2date 9:173–184
Silvestri L, De la Cal M, Van Saene HKF (2012) Selective decontamination of
     the digestive tract: the mechanism of action is control of gut overgrowth.
     Intensive Care Med 38:1738–1750
TRBA 250 (2014) Technische Regeln Biologische Arbeitsstoffe: Biologische
     Arbeitsstoffe im Gesundheitswesen und in der Wohlfahrtspflege. Aus-
     gabe März 2014 GMBl 2014, Nr. 10/11 vom 27.03.2014 Änderung vom
     22.05.2014, GMBl Nr. 25
Tübbicke A, Hübner C, Hübner NO, Wegner C, Kramer A Fleßa S (2013)
     Cost comparison of MRSA screening and management – a decision tree
     analysis. BMC Health Serv Res 12:438
WHO (2017) Global priority list of antibiotic-resistant bacteria to guide rese-
     arch, discovery, and development of new antibiotics. http://www.who.int/
     medicines/publications/global-priority-list-antibiotic-resistant-bacteria/
     en/. Zugegriffen am 07.09.2017
Zahar JR1, Garrouste-Orgeas M, Vesin A, Schwebel C, Bonadona A, Phil-
     ippart F, Ara-Somohano C, Misset B, Timsit JF (2013) Impact of contact
     isolation for multidrug-resistant organisms on the occurrence of medical
     errors and adverse events. Intensive Care Med 39(12):2153–2160
Zingg W, Holmes A, Dettenkofer M, Goetting T, Secci F, Clark L, Allegranzi
     B, Magiorakos AP, Pittet D, for the systematic review and evidence-ba-
     sed guidance on organization of hospital infection control programmes
     (SIGHT) study group (2015) Hospital organisation, management, and
     structure for prevention of health-care-associated infection: a systematic
     review and expert consensus. Lancet Infect Dis 15(2):212–224

# MRSA-Infektionen

2

Alik Dawson und Sebastian
Schulz-Stübner

## Inhaltsverzeichnis

A. Dawson (✉)
Abteilung Labor- und Hygienemedizin, Zentralklinik Bad Berka,
Bad Berka, Deutschland
E-Mail: Alik.Dawson@zentralklinik.de

S. Schulz-Stübner
Deutsches Beratungszentrum für Hygiene, BZH GmbH,
Freiburg, Deutschland
E-Mail: schulz-stuebner@bzh-freiburg.de

© Springer-Verlag GmbH Deutschland, ein Teil von Springer Nature 2019    31
S. Schulz-Stübner et al. (Hrsg.), *Multiresistente Erreger*,
https://doi.org/10.1007/978-3-662-58213-8_2

▶   Dieses Kapitel beschreibt die Epidemiologie und klini-
     sche Bedeutung von Methicillin-resistenten Staphylo-
     kokken (MRSA) und erläutert die sinnvolle Diagnostik,
     Screening- und Dekolonisationsverfahren sowie die
     Diskussion um Präventionsstrategien je nach epidemio-
     logischer Grundsituation.

## 2.1   Epidemiologie

Die Beschreibung epidemiologischer Aspekte der *S.-aureus*-
und MRSA-Verbreitung bleibt unvollständig ohne Bezug auf
moderne Erkenntnisse durch den Einsatz molekularbiologischer Methoden und der Tatsache, dass die Epidemiologie von
*S. aureus* und damit auch von MRSA weitestgehend durch die
Verbreitung klonaler Stämme charakterisiert ist. 2001 konnte
zum ersten Mal das Genom von *S. aureus* vollständig sequenziert werden (Baba et al. 2002). Nachfolgend stellte sich heraus,
dass das Genom u. a. aus einem Grundgerüst („core genome")
von Genen besteht, welche in allen Stämmen vorhanden sind.
Ein Teil dieser Gene besitzt einen hohen Konservierungsgrad (>
97 %), während weitere (hyper-)variable Gene z. T. erhebliche
Unterschiede in Struktur und Verteilung aufweisen (aktuell sind
über 700 solcher hypervariabler Gene beschrieben). Das jewei-
lig einzigartige Strukturmuster dieser variablen Gene des „core
genome" wird dabei zur Definition klonaler *S.-aureus*-Linien
(„Kladen") verwendet.

Aktuell orientiert sich die Terminologie hauptsächlich an den Ergebnissen der **Multilocus-Sequenz-Typisierung** (MLST), mithilfe derer durch Sequenzierung von sieben hypervariablen, so genannten „Housekeeping"-Genen eine Typisierung der Kladen erzielt werden kann (Stefani et al. 2012) (zu den verschiedenen molekularen Typisierungsmethoden s. unten). Die resultierenden molekularen Typisierungsergebnisse haben gezeigt, dass *S. aureus* insgesamt weltweit mit einer sehr großen Zahl solcher unterschiedlicher Kladen – allerdings mit regionalen Typmustern – verbreitet ist, hingegen zumindest die bisherigen „klassischen" krankenhausassoziierten MRSA-Linien sich auf wenige evolutionäre Typen beschränken. In Deutschland sind dies nach jüngsten Berichten des NRZ vorwiegend die klonalen, gemäß MLST-Definition mit einer „ST"-Bezeichnung versehenen Linien **ST22** („Barnimer Epidemiestamm") sowie der am weitesten verbreitete **ST225** („Rhein-Hessen-Epidemiestamm") (Layer et al. 2018). Der Barnimer Epidemiestamm ist eng verwandt mit anderen Isolaten der ST22-Linie und gehört zusammen mit ST36 („USA300" sowie „UK EMRSA-16") zu den weltweit verbreitetsten Klonen (DeLeo und Chambers 2009).

Mit Verfügbarkeit **moderner Sequenziermethoden** – „next generation sequencing" (NGS) – ist es heutzutage jedoch möglich, die „Auflösung" phylogenetischer Analysen durch die Bestimmung von Einzelmutationen („single nucleotide polymorphisms", SNP's) massiv weiter zu erhöhen. Unter Einsatz von NGS konnte zum Beispiel für Kladen, die dem klonalen Komplex 30 (CC30) angehören, nachgewiesen werden, dass diese auf einen vor ca. 100 Jahren entstandenen epidemiologischen Vorläufer („ancestor") zurückzuführen sind und dass die Entstehung der Methicillin-resistenten, Krankenhaus-assoziierten MRSA-Linien vor ca. 35 Jahren erfolgte (McAdam et al. 2012). Weiterhin konnte in einer kürzlichen, europaweiten Studie gezeigt werden, dass MRSA vor allem prädominant in regionalen Clustern auftrat, mit einem Verteilungsmuster, welches Rückschlüsse auf eine hauptsächliche Verbreitung über die örtlichen Gesundheitseinrichtungen zuließ (Grundmann et al. 2010).

Insgesamt bleibt festzuhalten, dass die molekular-epidemiologische Grundlage der weltweiten MRSA-Epidemie auf einer im Vergleich zu MSSA deutlich kleineren Anzahl prävalenter Klone beruht (Johnson 2011). Interessant ist dabei, dass säkulare Veränderungen im Anteil der verschiedenen MRSA-Linien offensichtlich vom jeweiligen klonalen Komplex abhängen können: So ist mit Einführung von verschärften Infektionskontrollmaßnahmen in Großbritannien der Epidemiestamm EMRSA-16 deutlich schneller rückläufig als EMRSA-15 (Wyllie et al. 2011). Welche Faktoren daher mit epidemischer Expansion oder auch Regression einzelner klonaler Linien einhergehen – sei es nun auf regionaler, nationaler oder globaler Ebene – ist weiterhin Gegenstand der Forschung.

Die Verbreitung von MRSA wird dabei jedoch nicht nur rein geographisch oder zeitlich betrachtet, sondern auch im Kontext ihrer Verbindung mit einer epidemiologischen Konstellation bzw. Assoziation. Dabei haben sich im Laufe der Zeit drei Bezeichnungen etabliert, denen die einzelnen klonalen Linien teilweise zugeordnet werden können.

## 2.1.1   HA-MRSA

Die Bezeichnung HA („healthcare-acquired" bzw. „healthcare-associated")-MRSA umfasst die Stämme, die wie die Anfang der 1960er- und 1970er-Jahre initial aufgetretenen MRSA-Isolate weiterhin gehäuft bei Patienten/Individuen in medizinischen Einrichtungen vorkommen. Diese Patienten weisen die klassischen Risikofaktoren (Antibiotikaeinnahme, invasive medizinische Eingriffe und Multimorbidität etc.) für eine MRSA-Besiedelung bzw. -Infektion auf. Der Trend zu kürzer werdenden Verweilzeiten im Krankenhaus führt zu einem neuen Phänomen. Die dort während des Aufenthalts erworbenen MRSA-Stämme treten – sei es als Erreger von Infektionen oder als reine Besiedler – häufig erst nach Entlassung im häuslichen Umfeld auf. Um dieser Entwicklung gerecht zu werden, wurde zusätzlich die Bezeichnung HCA („hospital associated community onset")-MRSA eingeführt.

## 2.1.2 CA-MRSA

Mit dem Ausdruck CA („community-acquired" bzw. „community-associated")-MRSA wird ein Phänomen beschrieben, welches Mitte bis Ende der 1990er-Jahre auftrat und die bisher bekannte Epidemiologie veränderte. Stammten die ersten Berichte hierzu noch aus Australien (Udo et al. 1993), folgten Meldungen aus Neuseeland, den USA (Centers for Disease and Prevention 1999) (retrospektiv möglicherweise dort auch noch früher aufgetreten; Fridkin et al. 2005) und bald darauf auch aus Europa (Dufour et al. 2002), wobei die europäischen Stämme mit einem von den nordamerikanischen Ausbruchsisolaten deutlich unterschiedlichen molekular-epidemiologischen Profil möglicherweise ihren Ursprung in Sub-Sahara Afrika aufweisen (Stegger et al. 2014). Im Vergleich zu den „klassischen" hospitalassoziierten MRSA waren nun gesunde immunkompetente Individuen von Infektionen mit MRSA-Stämmen betroffen, die vor Erkrankung keinerlei Kontakt zu Einrichtungen des Gesundheitssystems gehabt hatten. Die unterschiedliche HA- und CA-MRSA-Epidemiologie hat sich daher nach aller vorliegenden Erkenntnis voneinander unabhängig entwickelt und kann – aufgrund der besonderen Ausstattung mit besonderen MRSA-Resistenzkassetten (für CA-MRSA sind vorherrschend SCCmec Typ IV und V) und zumindest in einem Teil der prävalenten Klone mit dem Panton-Valentine-Leukozidin (luk-PV) – unterschiedliche Krankheitsbilder verursachen (Udo 2013): CA-MRSA wird hauptsächlich mit Weichteil- und Gewebsinfektionen in Verbindung gebracht und gilt seltener als Besiedler asymptomatischer Träger.

## 2.1.3 LA-MRSA

Dass MRSA auch Tiere besiedelt, konnte schon in den 1970er-Jahren nachgewiesen werden. Erste Berichte Mitte 2000 aus den Niederlanden stellten eine ungewöhnliche Häufung von MRSA-Besiedlung bei Tieren aus Schweinemasthaltung und nachfolgend auch bei Angehörigen entsprechender Betriebe (Voss et al. 2005) dar. Ganz besonders in entsprechend betroffenen Gegenden in den Niederlanden und Norddeutschland zeigte sich nachfolgend, dass in bis zu 70 % der schweinehaltenden Betriebe der Nachweis von LA-MRSA möglich ist. Auch hier zeigte sich wiederum die Dominanz einiger weniger klonaler Linien, die sich erfolgreich an diese Nische adaptiert hatten. In Deutschland sind über 90 % der gefundenen LA-MRSA-Isolate dem Sequenztyp 398 aus dem gleichnamigen klonalen Komplex (CC) 398 zugehörig (Cuny et al. 2013). Gemäß ihrem Reservoir werden diese Stämme als LA („lifestock-associated")-MRSA bezeichnet. Dabei beschränkt sich ihr Vorkommen nicht nur auf Schweinemastbetriebe, sondern erstreckt sich auch auf Masttruthähne, Legehennen, Milchkühe sowie Mastkälber. Hinsichtlich der Bandbreite an Infektionen beim Menschen (Wundinfektionen, Endokarditiden, Bakteriämien, Pneumonien und Knocheninfektionen) scheinen sich LA-MRSA und HA-MRSA nicht relevant zu unterscheiden.

Diese Zuordnung ist jedoch nicht absolut und kann nur als eine Annäherung betrachtet werden. Nicht jeder molekularbiologisch differenzierte Stamm lässt sich zweifelsfrei in dieses Schema eingliedern, zumal die Grenzen fließend sind und vermutlich ein ständiger Austausch zwischen den Einrichtungen des Gesundheitswesens (Krankenhäuser, Altenheime, Arztpraxen etc.), der Allgemeinbevölkerung und der Landwirtschaft besteht. Auch sind die ursprünglich ambulant erworbenen Ausbruchsstämme inzwischen Anlass auch für dokumentierte Übertragungen in Krankenhäusern (Kommission für Krankenhaushygiene und Infektionsprävention 2014), und auch gut dokumentierte nosokomiale Übertragungen von „Livestock-associated"-ST398-Stämmen sind beschrieben.

LA-MRSA unterscheiden sich dabei von klassischen CA-MRSA durch ein geändertes Pathogenitäts- und Virulenzprofil mit deutlichen Auswirkungen auf Infektions- und Kolonisationsprozesse (Ballhausen et al. 2014), eine Beobachtung, die aufgrund des erheblichen Reservoirs solcher LA-MRSA in Verbindung mit kontinuierlichen mikrobiellen Adaptationsprozessen an den menschlichen Wirt eine besondere Bedeutung für das epidemiologische Potenzial als Infektionsverursacher und damit als eine ernsthafte Bedrohung auch für die menschliche Gesundheit impliziert.

## 2.1.4  Prävalenz

Aufgrund der Tatsache, dass MRSA in sehr heterogenen Settings und regionalen Clustern vorkommt, lässt sich nur schwer eine für Gesamtdeutschland gültige MRSA-Prävalenz benennen. Diese Heterogenität spiegelt sich auch in den Ergebnissen von Studien wider, die die Prävalenz an unterschiedlichen Krankenhäusern erhoben haben. Betrachtet man die Studienergebnisse bezüglich der Aufnahmeprävalenz an Akutkrankenhäusern, so zeigt sich eine Bandbreite von 0,8–3,1 MRSA-positiven Patienten pro 100 Aufnahmen. Richtet man den Blick auf jene Studien, die eine Punktprävalenz bestimmt haben, so findet man Prävalenzen von 1,5–5,3 %. Anders in Rehabilitationseinrichtungen: Dort finden sich je nach Schwerpunkt der Einrichtung (geriatrisch, neurologisch) Prävalenzen von 1,2–12 %. In der Allgemeinbevölkerung liegt der Anteil von MRSA zweifellos noch niedriger als in den Krankenhaus-Aufnahmeprävalenz-Untersuchungen, genaue Feststellungen sind hier jedoch für Deutschland derzeit nicht verfügbar.

## 2.1.5  Inzidenz

Das Krankenhaus-Infektionssurveillance-System (KISS) des Nationalen Referenzzentrums für nosokomiale Infektionen stellt jährliche Surveillance-Ergebnisse vor. In seinem KISS-Modul „MRSA" werden sämtliche MRSA-Fälle der teilnehmenden Krankenhäuser (aktuell 520) erfasst und Referenzdaten generiert. Die Gesamtprävalenz für das Jahr 2017 betrug unter den teilnehmenden Häusern 0,89 MRSA-Fälle pro 100 Patienten. Davon waren 7,19 % nosokomial erworben (www.nrz-hygiene.de).

Die Bestimmung von Infektionsinzidenzen weist grundsätzlich die Möglichkeit einer Einschränkung der Aussagekraft ihrer Ergebnisse durch eine Beeinflussung bei der Erfassungsvollständigkeit auf. So werden natürlich nur Infektionen berücksichtigt, die tatsächlich auch erfasst wurden, und MRSA-Infektionen, die klinisch-mikrobiologisch z. B. aufgrund unterlassener Diagnostik gar nicht definiert werden, entgehen der Berücksichtigung auf diese Weise. Prospektive Erfassungsstudien, am ehesten in Punkt-Prävalenz-Design, sind in der Lage, diesen Erfassungsbias zu vermeiden. Für Deutschland sind durch dieses Untersuchungsdesign mehrere große Studien durchgeführt worden, die vom Nationalen Referenzzentrum für Surveillance von nosokomialen Infektionen und dem Robert Koch-Institut in einer Übersichtsarbeit in 2010 zusammengefasst wurden. Wichtig – und durch die Erfassungstools nur aufwändig zu erheben – ist eine Unterscheidung zwischen „Besiedlung" und „Infektion". Beide Anteile zusammen resultieren in den MRSA-„Fällen". Aus der vorgenannten Arbeit ergibt sich, dass in deutschen Krankenhäusern eine jährliche MRSA-Last von ca. 132.000 Fällen vorliegt, mit einem auf der Grundlage von KISS-Daten aus den Jahren 2004–2009 hochgerechneten Anteil von Infektion: Kolonisation von näherungsweise 1:3, damit von ca. 30–35.000 Infektionen. Neuere Berechnungen, auf der Grundlage der Zweiten Nationalen Punktprävalenz-Studie in Verbindung mit ARS-Daten zum Anteil der Methicillin-Resistenz, gehen dabei von eher niedrigeren Zahlen „echter", durch MRSA verursachter Infektionen aus (ca. 11.000/Jahr) (Gastmeier, persönliche Information). Diese Zahl korreliert näherungsweise auch mit den Meldedaten von gut 4000 jährlich gemeldeten MRSA-Nachweisen aus invasiver Infektion (die allermeisten sind Blutstrominfektionen) (s. unten), unter Berücksichtigung der Annahme, dass (auf Intensivstationen) ca. jede vierte MRSA-Infektion als eine Blutstrominfektion verläuft.

Die Letalität von MRSA-Blutstrominfektionen wird international ca. 20–40 % angegeben, und umfangreiche Metaanalysen beziffern das Letalitätsrisiko bei einer Blutstrominfektion durch MRSA als ca. verdoppelt im Vergleich zu MSSA (Cosgrove et al. 2003). Neuere Daten weisen dabei darauf hin, dass diese erhöhten Letalitätsraten eher durch Komorbidität als durch die „eigentliche" Resistenz vermittelt wird – allerdings weist auch diese Studie einen erheblich und signifikant niedrigeren Anteil von MRSA im Vergleich zu MSSA-Patienten aus, die initial eine adäquate Antibiotikatherapie erhielten (34 % versus 86 %) (dieser Faktor wurde in der multiplen Regressionsanalyse mit schrittweisem Einschluss von Komorbiditätsfaktoren nicht berücksichtigt; ob er eine Erklärung für die erhöhte Mortalität von Patienten in der MRSA-Gruppe im Vergleich mit der MSSA-Gruppe darstellt, ist nach Autorenangaben noch Gegenstand laufender Untersuchungen). Zahlreiche Befunde weisen darauf hin, dass die erhöhte Letalität nicht einer im Vergleich zu MSSA-Stämmen erhöhten Virulenz von MRSA-Isolaten zuzuschreiben ist; ob die erhöhte Letalität hingegen eher der initial nicht resistenzgerechten Antibiotikatherapie oder dem Vorliegen von Komorbiditäten oder einer Kombination beider Umstände zuzuschreiben ist, mag für die langfristige Konzeptualisierung von Infektionskontroll- und Therapiestrategien von Belang sein – für die von dieser erhöhten Letalität betroffenen Patienten ist dies ohne Bedeutung (van Hal et al. 2012).

Die Bewertung der Häufigkeit von Blutstrominfektionen als Surrogat für MRSA-assoziierte Infektionen wird auch deshalb als hochwertig eingeschätzt, da bei einem solchen schweren Krankheitsbild die Nichterfassung aufgrund fehlender Diagnostik als eher niedrig einzuschätzen ist. Unter anderem aus diesem Grund ist in Deutschland der Nachweis von MRSA in Blutkultur- (und Liquor-)Materialien seit 2009 meldepflichtig. Im Jahr 2013 wurden 4341 Fälle gemäß der Referenzdefinition übermittelt, das waren 3,2 % weniger als im Vorjahr (4485). Die Inzidenz in Deutschland betrug 5,3 Erkrankungen pro 100.000 Einwohner. Die Inzidenz im Jahr 2013 ist im Vergleich zum Vorjahr (5,5) leicht gesunken. Die regionalen Inzidenzen der MRSA-Fälle lagen zwischen 2,3 (Bremen) und 9,2 (Berlin) Fällen/100.000 Einwohner. Die Gründe für die regionalen Unterschiede können durch die erhobenen Surveillance-Daten nicht geklärt werden.

Für den innereuropäischen Vergleich der jeweiligen nationalen „MRSA-Last" wird immer wieder auch die Datenbank des European Antimicrobial Resistance Surveillance Network (EARS-NET) herangezogen, die gemeldete Ergebnisse aus Resistenztestungen (Erstisolate aus Liquores und Blutkulturen) europaweit aus ca. 900 teilnehmenden Referenzlaboren bestimmt. Der Anteil von MRSA unter den aus Deutschland eingesandten Isolaten stieg von 1999–2006 um ca. 12 %, um anschließend einen stabilen Kurvenverlauf aufzuweisen (~20 %). Seit 2011 ist ein rückläufiger Trend zu beobachten, welcher sich laut aktuell verfügbaren Zahlen (10,3 % für das Jahr 2016), weiter fortsetzt. Dieser Trend Richtung Stabilisierung bzw. Reduktion scheint sich auch in Europa durchzusetzen. Innerhalb von 4 Jahren (2013–2016) konnte für 10 Länder (Bulgarien Deutschland, Großbritannien, Frankreich, Irland, Österreich, Malta, Portugal, Rumänien, Slowakei,) eine signifikante Reduzierung der MRSA-Raten beobachtet werden, im Vergleich zu (Spanien, welches das einzige Land ist, in dem ein Anstieg zu vermelden war. Nichtsdestotrotz bleibt weiterhin die Tatsache bestehen, dass 10 der 28 an dieser Surveillance partizipierenden Länder Europas weiterhin MRSA-Raten von über 25 % berichten, Rumänien (trotz rückläufigem Trend) sogar eine Rate von über 50 %. Aktuelle Übersichtskarten aus dem EARS-NET finden sich unter www.ecdc.europa.eu.

Weitere Daten zur Resistenzsituation von *S. aureus* in Deutschland werden durch die regelmäßig alle 3 Jahre durchgeführten Resistenzstudien der Paul-Ehrlich-Gesellschaft (PEG) erhoben (Abb. 2.1). Die letzten Untersuchungen aus dem Jahr 2013 berücksichtigen klinische Isolate sowohl aus dem Krankenhaus als auch aus dem niedergelassenen Bereich. Hier zeigte sich im stationären Bereich mit einer MRSA-Rate (bezogen auf alle *S.-aureus*-Einsende-Isolate) von 13,5 % ebenfalls ein mit den ECDC-Daten übereinstimmender abfallender Trend. Von den im

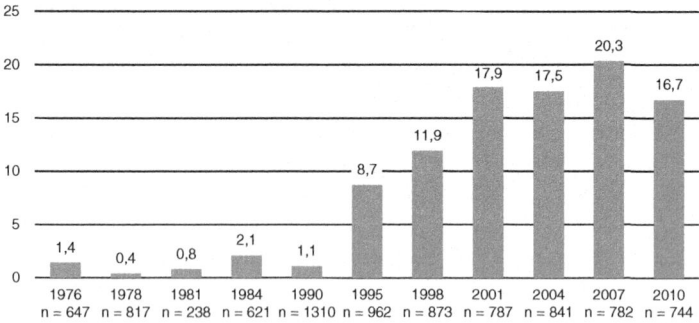

**Abb. 2.1** Anteil der MRSA an allen untersuchten *S.-aureus*-Isolaten. (Adaptiert nach GERMAP 2015)

ambulanten Sektor gewonnenen Isolaten wiesen 8 % eine Methicillin-Resistenz auf. In beiden Erhebungen besteht das Gros der MRSA-Isolate aus den klassischen HA bzw. HCA-MRSA-Stämmen. CA-MRSA machen momentan nur ca. 10 % im stationären bzw. 26,7 % im ambulanten Bereich aus, wobei auch hier die Zunahme der Verbreitung einzelner klonaler Linien analog zur globalen epidemiologischen Dynamik zu beobachten ist (Kresken et al. 2013; Layer 2013). Die Verbreitung von LA-MRSA ist bedingt durch sein Reservoir sehr ortsspezifisch. Der Anteil von LA-MRSA im Bundesdurchschnitt beträgt ca. 7 %, was einen leichten Anstieg zu den Vorjahren bedeutet. so gibt es Regionen mit intensiver Nutztierhaltung, in denen schon 10–24 % der klinischen Isolate molekularbiologisch als LA-MRSA charakterisiert werden können (GERMAP 2012).

## 2.2 Typisierungsmethoden (Auswahl)

Um die komplexe und sich wandelnde Epidemiologie von MRSA zu verstehen und mit verfolgen zu können, bedarf es molekularer Typisierungsmethoden. Nur auf diese Weise lassen sich die genetischen Variationen zwischen den einzelnen Isolaten, die Populationsstruktur und deren Fortentwicklung begreifen. Die Kriterien, die für die ideale Typisierungsmethode benötigt werden, sind u. a.:

1. Eindeutige, sicher reproduzierbare und mobile Daten
2. Vergleichbarkeit zwischen unterschiedlichen Laboren
3. Niedrige turn-around-Zeiten
4. Kostengünstige Methodik
5. International standardisierte Nomenklatur etc.

Keine der bisher verwendeten Methoden erfüllt alle Kriterien vollumfänglich (Tab. 2.1), jedoch haben MLST aufgrund Differenzierungsvermögens und Reproduzierbarkeit und webbasierter Datenbank, *spa*-Typisierung aufgrund der relativ einfachen Anwendbarkeit, Reproduzierbarkeit sowie einer umfangreichen Isolat-Datenbank sowie die Pulsfeld-Gelelektrophorese (am längsten für molekulare Typisierung in Gebrauch, allerdings aufgrund Probleme mit der Reprodu-

**Tab. 2.1** Typisierungsmethoden. (Adaptiert nach Stefani et al. 2012)

| Methode | Zielstrukturen | Vorteile | Nachteile |
|---|---|---|---|
| *spa*-Typisierung | Hypervariable X-Region des *S.-aureus*-spezifischen *spa*-Gens (Protein A) | Schnell Hohe Durchsatzrate Daten können zwischen Laboren ausgetauscht werden Standardisierte Nomenklatur | Missklassifizierung einiger klonaler Linien |
| Multilocus-Sequenz-Typisierung | Haushaltsgene | Charakterisiert phylogenetische Beziehung Daten können zwischen Laboren ausgetauscht werden Standardisierte Nomenklatur | Niedrige Durchsatzrate (Relativ) hohe Kosten |
| Pulsfeldgel-elektrophorese | Restriktionspolymorphismen des gesamten Chromosoms | Hohe Diskrimination | Technisch anspruchsvoll Niedrige Durchsatzrate Begrenzter Datenaustausch Uneinheitliche Nomenklatur Missklassifizierung einiger klonaler Linien |

| | | | |
|---|---|---|---|
| Multiple-loci-variable-number-of-tandem-repeats-Analyse (MLVA) | Hintereinander geschaltete repetitive Sequenzen verschiedener Gene | Schnell<br>Hohe Durchsatzrate<br>Charakterisiert phylogenetische Beziehung<br>Datenbank vorhanden<br>Hohe Diskrimination<br>Standardisierte Nomenklatur | Vorherige Standardisierung durch Kalibrierung notwendig, da sonst unterschiedliche Größenbestimmung des Amplifikats eine Vergleichbarkeit verhindern |
| Whole Genom Sequencing | Komplettes Kerngenom (Vergleich von SNPs) | Höchster Diskrimierungsgrad<br>Zeitliche Rückschlüsse zur Übertragungsdynamik möglich | Kosten- und ressourcenintensiv<br>Technisch anspruchsvoll |

zierbarkeit und des erforderlichen experimentellen Aufwands zwischenzeitlich nur noch wenig eingesetzt) eine besondere Bedeutung. Insgesamt bleibt aber festzuhalten, dass gerade aufgrund der rapide zunehmenden Verfügbarkeit und den – bezogen auf die Einzelanalytik – ebenso rapide zurückgehenden Kosten der (Ganzgenom-)Sequenzierung in Verbindung mit der verbesserten bioinformatischen Algorithmen-Entwicklung die nachfolgende Aufstellung nur eine Momentaufnahme abbilden kann (u. a. Nubel et al. 2011; Koser et al. 2012; Hernandez et al. 2008).

▶ Es ist davon auszugehen, dass durch erweiterte Sequenzierungs- und ähnliche Methoden auch die Typisierungsformate in nächster Zukunft grundlegende Änderungen erfahren werden.

## 2.2.1 Multilocus-Sequenz-Typisierung

Die Multilocus-Sequenz-Typisierung (MLST) stellt den aktuellen Standard der MRSA-Typisierung dar (Stefani et al. 2012). Sie basiert auf der Amplifikation von sieben hochkonservierten, dem *S. aureus* zugehörigen Haushaltsgenen (arcC, aroF, glpF, gmk, pta, tpi, und yqiY). Diese werden sequenziert, wobei die ermittelten Gen- bzw. Allelsequenzen in einer Datenbank mit den Sequenzen anderer Isolate abgeglichen werden. Die Gesamtheit dieser sieben untersuchten Sequenzen ergibt ein jeweils charakteristisches Gen- bzw. Allelprofil, dem ein so genannter Sequenztyp (ST) zugeordnet ist. Entspricht das untersuchte Isolat in allen Allelsequenzen dem definierten ST, handelt es sich um einen Klon. Übereinstimmung in mindestens 5 der 7 Allele weist das Isolat als dem jeweiligen klonalen Komplex (CC) zugehörig aus (Enright et al. 2002).

## 2.2.2 *spa*-Typisierung

Die *spa*-Typisierung macht sich zunutze, dass das *S.-aureus*-spezifische Protein-A-Gen *spa* eine hypervariable Region, die Region X, enthält. Diese besteht aus einer variablen Anzahl (1–20) an Repeats, die wiederum i. d. R. aus 24 Basenpaaren bestehen (Harmsen et al. 2005). Sowohl die Anordnung der Repeats als auch die jeweilige Nukleotidsequenz der Basenpaare definiert wiederum ein Profil, dem ein bestimmter Stamm zugeordnet werden kann. Die beobachtete Varianz erklärt sich durch Punktmutationen, Deletionen sowie Duplikationen infolge intragenomischer Rekombinationsvorgänge. Trotz der unterschiedlichen Methodik, entsprechen die Ergebnisse der *spa*-Typisierung in hohem Maße denen der MLST-Typisierung (Strommenger et al. 2006).

## 2.2.3 Pulsfeldgelelektrophorese

Bei der Pulsfeldgelelektrophorese (PFGE) wird die DNA des zu untersuchenden Bakteriums mittels Restriktionsenzymen, welche an definierten Stellen der DNA ansetzen, in Fragmente unterschiedlicher Länge gespalten. Die dabei entstehenden Restriktionsfragmente werden auf einem Agarosegel durch das Anlegen einer Spannung aufgetrennt. Durch das ständige Wechseln der angelegten Spannung wird der Effekt, dass kürzere DNA-Fragmente schneller als längere wandern, nochmals verstärkt und somit das Auflösungsvermögen erhöht. Die dabei entstehenden Bandenmuster stellen die „genetischen Fingerabdrücke" dar, die bestimmten Klonen zugeordnet werden. Die in der komplexen Epidemiologie von MRSA-Stämmen wichtigen phylogenetischen Bezüge können durch dieses Verfahren jedoch nicht hergestellt werden.

## 2.2.4 Multiple-loci-variable-number-of-tandem-repeats-Analyse (MLVA)

Bei der MLVA werden sich natürlich bedingte Variationen zunutze gemacht, die im Bereich hintereinandergeschalteter, sich wiederholender DNA-Sequenzen auftreten. Diese Sequenzen werden an mehreren (die Zahl variiert je nach Protokoll) unterschiedlichen Gen-Loci per PCR amplifiziert. Die Größe des Amplifikats wird mittels eines DNA-Sequenzierers bestimmt und daraus die Anzahl der sich wiederholenden Einheiten für jeden Gen-Lokus berechnet. Diese werden zu einem Zahlencode, dem MLVA-Profil zusammengefasst. Analog zu der MLST existieren auch hier MLVA-Typen und -Komplexe. Aktuell existieren 5779 Profile die 62 Komplexen angehören (Stand Juli/2018).

### 2.2.5 Whole genome sequencing

Bei dem WGS (whole genom sequencing) findet angelehnt an die Sanger-Technologie ebenfalls eine Amplifikation mittels fluoreszenzmarkierter DNA-Bausteine statt. Im Unterschied zur konventionellen Methode wird jedoch nicht nur ein einzelnes DNA-Fragment gemessen, sondern im gleichen Ansatz Millionen von Sequenzierungsreaktionen parallel durchgeführt und ausgewertet werden können. Hierbei entstehen jedoch Unmengen von Daten, da das Genom durch die massenhafte Amplifikation meist mehrfach abgedeckt wird. Um diese Daten sinnvoll auszuwerten, benötigt es leistungsstarke Computer und bioinformatische Programme. Analog der MLST-Analyse wird das Kerngenom der einzelnen Isolate miteinander verglichen, welches im Falle der WSG jedoch mehrere Hundert Gene umfasst. Beim direkten Vergleich hilft insbesondere der Nachweis von einzelnen SNP (single nucleotide polymorphisms) dabei, die Verwandtschaftsverhältnisse mit einer hohen Genauigkeit festzustellen, die den anderen Typisierungsmethoden überlegen ist. In Kombination mit der bekannten Spontanmutationsrate eröffnen sich auch die Möglichkeiten, Aussagen über die Übertragungsdynamiken bzw. -zeiträume zu tätigen. Auch wenn die Kosten im Laufe der Zeit gesunken sind, ist diese Methode weiterhin als sehr kosten- und ressourcenintensiv anzusehen und somit in den meisten Fällen in der Routine noch nicht implementiert.

### 2.3 Resistenzmechanismus

### 2.3.1 β-Laktam-Resistenz

MRSA steht als Akronym für Methicillin-resistenter *Staphylococcus aureus*. Methicillin ist eine Substanz aus der Familie der β-Laktame, die in dieser Form heutzutage im klinischen

Bereich nicht mehr genutzt wird. Methicillin steht als Leitsub-
stanz prototypisch für die Wirkungsweise fast aller β-Laktame.
Für das Verständnis dieser breiten Methicillin-Resistenz ist ein
kurzes Resumée über den Betalaktam-Wirkmechanismus erforderlich.

Der Hauptangriffspunkt der β-Laktame ist die **Zellwandsyn-
these** der Bakterien. Intakte Zellwand erlaubt Bakterienzellen
u. a. hohen osmotischen Druckschwankungen zu widerstehen.
Die die bakterielle Zytoplasmamembran umhüllende Zellwand
besteht aus polymerisiertem **Peptidoglykan** und entspricht damit
einem großen Molekül. Die Disaccharide N-Acetylglukosamin
und N-Acetylmuramin werden miteinander über glykosidische
Bindungen zu Zuckerketten zusammengesetzt und stellen die
Grundeinheiten des Peptidoglykans dar. Die Quervernetzung erfolgt weiter über die Oligopeptid-Seitenketten des Zuckergrund-
gerüsts. Die für diese Quervernetzung notwendigen Reaktionen
der Transpeptidierung und (vermutlich von geringerer Bedeutung) der Carboxypeptidierung werden nun über so genannte
**Penicillin-bindende Proteine** (PBP) katalysiert, welche zum Teil
in die Zytoplasmamembran integriert sind. β-Laktame haben eine
strukturelle Ähnlichkeit mit den Oligopeptiden, also dem eigent-
lichen Substrat der PBP. Auf diese Weise können sie – an das
katalytische Zentrum der PBPs durch Acylierung bindend – sta-
bile Komplexe bilden und somit dessen Funktion inhibieren. Die
dadurch bedingte Zelllyse sowie andere in Gang gesetzte, noch
nicht in Gänze erforschte Signalwege führen zum Untergang der
Bakterienzelle. Diese Wirkweise ist allen β-Laktamen eigen (Sauvage et al. 2007).

Die von MRSA ausgebildete Resistenz gegenüber den meisten Betalaktamen erklärt sich dadurch, dass es ein modifizier-
tes PBP exprimiert. Dieses als **PBP2a** oder auch als PBP2' be-
zeichnete Protein ist ein PBP der Klasse B und 78 kDa groß.
Die Sequenzhomologie mit anderen PBPs beträgt ca. 21 %. Die
strukturelle Änderung des PBP2a führt insgesamt zu einer inef-
fektiven, da energetisch ungünstigen Komplexbildung mit den
Betalaktamen. Daher zeigt es eine extrem geringe Affinität zu
Betalaktamen und behält selbst unter normalerweise bakteriziden
β-Laktamkonzentrationen seine zellwandbildende Aktivität bei
(Lim und Strynadka 2002).

Das PBP2a wird durch das so genannte *mecA*-**Gen** kodiert. Dieses befindet sich auf einem mobilen genetischen Element, welches „staphylococcal chromosomal cassette" (**SCCmec**) (Katayama et al. 2000) genannt wird. Diese SCCmec bestehen aus 3 Teilen: Einem *mec*-Gen-Komplex, welcher das jeweilige *mec*-Gen sowie dessen Regulatorgene beinhaltet, einer chromosomale Kassetten-Rekombinase (ccr), welche für die Mobilität verantwortlich ist, und den restlichen Regionen, welche unter dem Begriff „j(junkyard)-regions" subsumiert werden und ebenfalls variable Längen aufweisen. Bislang sind 11 unterschiedliche Typen (I-XI) dieser mobilen genetischen Elemente in MRSA-Stämmen identifiziert worden (Shore und Coleman 2013).

Bis 2011 war nur dieses eine *mecA*-Gen, wenn auch in verschiedenen Varianten, bekannt. In jenem Jahr wurde in einem bovinen MRSA-Isolat ein neues *mecA*-Gen-Homolog (ursprünglich als mecA(LGA251) benannt) nachgewiesen mit starken Sequenzunterschieden von den bisher bekannten *mecA*-Genclustern (Garcia-Alvarez et al. 2011). Dieses im weiteren als *mecC* benannte Homolog lag wiederum auf einem ebenfalls bis zu diesem Zeitpunkt nicht bekannten SCCmec, dem SCCmec XI. Das *mecC*-Gen weist zum *mecA*-Gen eine Sequenzhomologie von 61 % auf.

Obwohl beide Gene für die Expression von PBP2a kodieren, unterscheiden sich diese in einigen Eigenschaften. Beispielsweise weist das PBP2a des *mecC*-Gens eine höhere relative Affinität zu Oxacillin als zu Cefoxitin auf (Kim et al. 2012). Die Unterschiede sowohl auf Gen- als auch auf Proteinebene stellen eine Herausforderung in der Diagnostik dar. Bisherigen PCR-Verfahren, die auf dem Nachweis des *mecA*-Gens basieren, entgeht das Vorhandensein eines *mecC*-Gens. Auch versagt bei manchen *mecC*-Gen tragenden Isolaten der PBP2a-Nachweis mittels Latexagglutinationstest. Neue Testverfahren, welche auch diesen Genotyp nachweisen können, sind mittlerweile erhältlich.

Bisher blieb der Nachweis von mecC-MRSA, welcher von Menschen, aber auch von Viehbeständen und Haustieren isoliert werden konnte, interessanterweise auf Europa beschränkt (Shore und Coleman 2013). Bei den so genannten HA- bzw. HCA-MRSA, also den eher mit Gesundheitseinrichtungen assoziierten MRSA, ist hauptsächlich das Vorkommen der SCCmec-Typen I–III beschrieben. Sie weisen im Vergleich zu anderen Typen einen relativ großen Umfang von 35–60 kb und wohl auch daher eine geringe Mobilisation auf.

Zusätzlich zu den für die Betalaktamresistenz verantwortlichen *mec*-Genen beherbergen diese SCCmec-Elemente oft weitere genetische Informationen (sei es in Form von Insertionssequenzen, Transposons oder auch Plasmiden), die wiederum für eine Vielzahl anderer Ko-Resistenzen kodieren. Die SCCmec-Elemente Typ IV, seltener auch Typ V und VI, hingegen sind mit CA- und LA-MRSA assoziiert. Sie sind deutlich kleiner (ca. 15 kb) was sich in einer erhöhten Mobilisationsrate bemerkbar macht, und beinhalten i. d. R. ein weniger breitgefächertes Resistenz-Arsenal im Vergleich zu „klassischen" HA- bzw. HCA-MRSA (Ma et al. 2002). Ein möglicher Erklärungsansatz beruht auf der Beobachtung, dass mit dem Vorhandensein der größeren SCCmec-Elemente eine langsamere Wachstumsrate einhergeht. In einer Umgebung, in der Antibiotika, anders als im Krankenhaus, nicht mehr den wesentlichen Anteil des Selektionsdrucks darstellen, mag das Tragen dieser Elemente eher zum Nachteil gereichen, wenn es um die Kompetition mit schnell wachsenden Bakterien geht (Monecke et al. 2011). Hingegen ist der Nachweis der SCCmec-Typen IV–VI häufig mit dem Vorhandensein multipler Virulenzfaktoren, u. a. des Panton-Valentine-Toxin, vergesellschaftet (Baba et al. 2002).

Die Frage nach dem Ursprung der SCCmec-Elemente in *S. aureus* ist zurzeit Gegenstand der Forschung. Es gibt Hinweise, dass sowohl die *mec*-Gene als auch die SCCmec-Elemente im Vorfeld bereits als eigenständige genetische Komponenten existierten und möglicherweise ganz andere Funktionen übernommen haben. Die Spur führt zu Koagulase-negativen Staphylokokkenspezies, am ehesten Mitgliedern der *S.-sciuri*-Gruppe (Wu et al. 1996; Hiramatsu et al. 2013), die als Donor der *mecA*-Gens für *S. aureus* gedient haben.

> **Fazit**
> - MRSA sind gegen alle Betalaktame (mit Ausnahme neuer, MRSA-wirksamer Cephalosporine) resistent.
> - Die Resistenz wird durch das *mecA*-Gen verursacht, welches für eine zusätzliche Transpeptidase (Penicillin-bindendes-Protein) kodiert.
> - Ein neues mecA-Homologon, das *mecC*-Gen, ist beschrieben. Konventionelle Diagnostik, Antigentests bzw. NAT-Verfahren sollten auf die Sensitivität gegenüber diesem Homologon validiert sein.

## 2.3.2 Ko-Resistenzen

Zusätzlich zu der durch das *mecA*- bzw. *mecC*-Gen verursachten Resistenz weisen viele klinische MRSA auch weitere Resistenzen gegenüber Substanzen mit prinzipieller Wirksamkeit gegenüber *S. aureus* auf. So zeigt gemäß Statistik der PEG-Studie im Jahr 2013 (Abb. 2.2) ein überwältigender Anteil (über 80 %) der im Krankenhaus erworbenen MRSA-Stämme eine Fluorchinolon-Resistenz. Auch gegenüber den Makroliden und Clindamycin sind hohe Resistenzraten von 67,3 % respektive 56,4 % zu beobachten.

Nichtsdestotrotz zeichnet sich bezüglich der Gesamtheit der Ko-Resistenzen ein insgesamt rückläufiger Trend ab (Abb. 2.3). Dieser Trend hat wiederum mit der erwähnten klonalen Verbreitung zu tun. Aktuell scheinen MRSA-Stämme (beispielsweise der ST22 und ST225), die ein geringeres Resistenzspektrum als die ursprünglichen epidemischen MRSA aufweisen, erfolgreicher bezüglicher ihrer Verbreitung zu sein.

Eine eher besorgniserregende Entwicklung zeigt sich bei der **Low-level-Mupirocin-Resistenz**, die kontinuierlich angestiegen ist und mittlerweile beinahe 7 % erreicht hat. Dies ist möglicherweise mit der vermehrten topischen Anwendung von Mupirocin-haltiger Nasensalbe erklärbar, welche als Eckstein bei Durchführung einer MRSA-Dekolonisation gilt. Diese Ver-

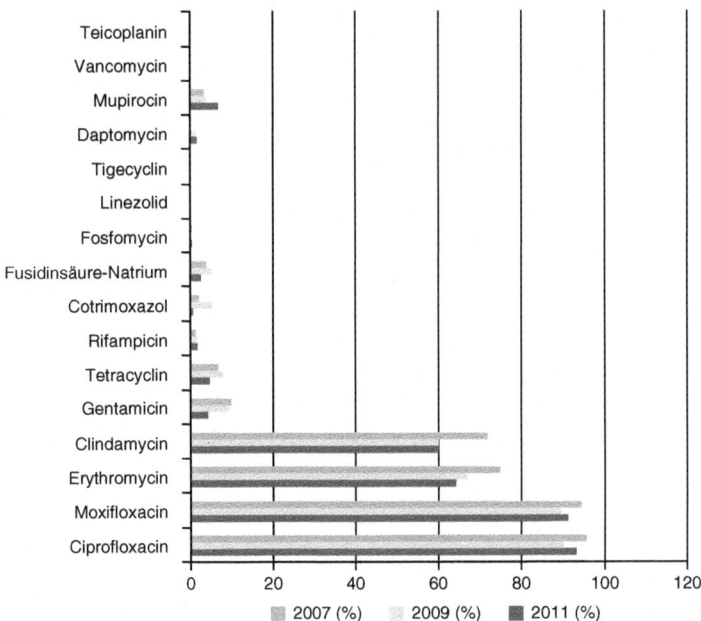

**Abb. 2.2**  Resistenz gegen weitere Antibiotika bei HA-MRSA 2012–2014. (Adaptiert nach GERMAP 2015)

mutung wird von Studien gestützt, die einen Zusammenhang zwischen der umfangreichen topischen Anwendung (z. T. auch bei infizierten Wunden oder Hautläsionen) von Mupirocin und einem schnellen Anstieg der Resistenz beobachten konnten (Vivoni et al. 2005; Lee et al. 2011b). Die klinische Bedeutung dieser Low-level-Resistenzen ist noch unklar. Hinsichtlich der Reserveantibiotika Linezolid und der Glykopeptide Vancomycin und Teicoplanin scheint die Resistenzlage, trotz episodenhaften Auftretens einzelner resistenter Stämme, innerhalb Deutschlands insgesamt noch relativ unkritisch. Dies lässt sich dadurch erklären, dass die Linezolid-Resistenz zum Großteil durch Punktmutationen des 23S-rRNA-Gens verursacht wird (Meka und Gold 2004). Diese Punktmutationen werden jedoch durch das Vorhandensein mehrerer Kopien des betroffenen Gens kom-

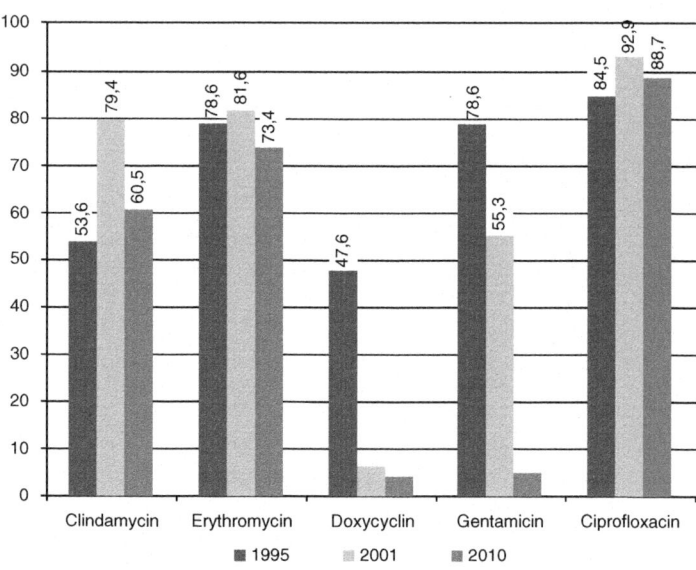

**Abb. 2.3** Ko-Resistenzen gegen wichtige Substanzen bei MRSA. (Adaptiert nach GERMAP 2015)

pensiert, was i. d. R. eher in eine Low-level-Resistenz mündet. Nichtsdestotrotz ist hier Wachsamkeit geboten, da zumindest in einigen Fällen auch ein Plasmid-lokalisiertes Resistenz-Gen, das (cfr)-Gen, welches prinzipiell auf andere Stämme übertragbar ist, für die aufgetretene Unempfindlichkeit kodierte (Locke et al. 2014).

Zwei Typen von reduzierter Empfindlichkeit gegenüber Glykopeptiden sind bisher beschrieben worden. Die intermediäre Resistenz wird unter anderem durch eine „verdickte" Zellwand von *S. aureus* hervorgerufen, während die vollständige Resistenz durch die Akquisition von Transposons vermittelt wird, die als Äquivalent zu den VanA- und VanB-Resistenzen der Enterococci anzusehen sind. Beide Varianten können zu Therapieversagen führen. Das Auftreten der letzteren Variante wurde zum ersten Mal in 2014 in Europa beobachtet (Friaes et al. 2014).

In Bezug auf Daptomycin aus der Gruppe der zykischen Lipopetide sind gegenwärtig zwar auch relativ niedrige Resistenzraten zu verzeichnen, doch zeigen die Zahlen der PEG-Resistenzstudien eine stetige Zunahme an (2014 betrug sie laut PEG-Studie 2,9 %). Die verminderte Empfindlichkeit von *S. aureus* scheint isolatspezifisch zu sein und beinhaltet mehrere Komponenten wie etwa alterierte Zellmembrane und Zellwände sowie metabolische Anpassungen hinsichtlich der regulatorischen Signalwege zur Stressadaption (Patel et al. 2011). Interessanterweise scheint es trotz der unterschiedlichen Wirkweise von Daptomycin und den Glykopeptiden einen Mechanismus zu geben, der in manchen Fällen zu einer Kreuzresistenz führt (Cui et al. 2006), sodass bei einer festgestellten verminderten Empfindlichkeit der einen Substanz die andere nur nach genauester Testung als Alternative gegeben werden sollte. Erhöhte MHK-Werte (> 1 µg/ml) gegenüber Daptomycin werden dabei durchaus unterschiedlich interpretiert: während die US-amerikanische Normung diese – aufgrund der typischen Abwesenheit eines Resistenzmechanismus – als „Nicht-Suszeptibilität" (damit als die Selektion von Wildtyp-Varianten) beschreibt, bezeichnet die Europäische Normung diese als „resistent" (und impliziert damit einen Resistenzmechanismus).

Unabhängig von dieser eher nomenklatorischen Interpretation sind klinische Therapieversager unter laufender Daptoymcin-Therapie mit dem Nachweis solch erhöhter MHK-Werte assoziiert, wobei die Besonderheit ganz offensichtlich darin besteht, dass die erhöhten MHK-Werte bei MRSA typischerweise im Kontext mit tief-sitzenden, therapierefraktären Infektionen beruhen, und typischerweise durch einen undrainierten Abszess, durch eine durch konservative Therapie nicht zu kurierende Endokarditis, oder durch eine z. B. katheterassoziierte Bakteriämie verursacht werden (Humphries et al. 2013). Daraus ergibt sich die Forderung, dass die Behandlung mit Daptomycin bei invasiver, Fokus-assoziierter Infektion durch Methicillin-resistenten, ggf. Glykopepid-intermediär-empfindlichen, *S. aureus* eine aggressive Identifizierung und wenn immer möglich eine Sanierung (Abszessdrainage, Fremdkörperentfernung) zum Ziel haben muss (Cui et al. 2006).

Weiterhin folgt daraus, dass mikrobiologische Untersuchungsla-
bore gerade im Fall einer offensichtlich persistierenden Bakteriämie durch MRSA Follow-up-Empfindlichkeitsuntersuchungen
basierend auf MHK-Bestimmungen durchführen sollten, um eine
entsprechende Resistenzentwicklung frühzeitig zu identifizieren
und mitzuteilen. In jedem Fall ist dringend zu empfehlen, dass
die Behandlung solcher komplexer Infektionen in enger Zusammenarbeit zwischen Kliniker, klinischem Infektiologen oder klinischem Mikrobiologen, und mikrobiologischem Untersuchungs-
labor erfolgen sollte.

Ein anderes Bild ergibt sich, wenn man die Resistenzlage der
klonalen Linien (Abb. 2.4), welche CA-MRSA zugerechnet
werden, betrachtet. Auch wenn der ursprüngliche Terminus des
nicht-multiresistenten MRSA (Gosbell et al. 2001) in der Form
heutzutage sicherlich nicht mehr zutrifft, weist das Gros der CA-
MRSA-Stämme im Vergleich zu den HA-MRSA-Stämmen ein
kleineres Resistenzspektrum auf. Glücklicherweise zeigen vor
allem orale Nicht-Betalaktam-Antibiotika eine gute Wirkung gegenüber CA-MRSA. 90–100 % der getesteten Stämme sind in vi-

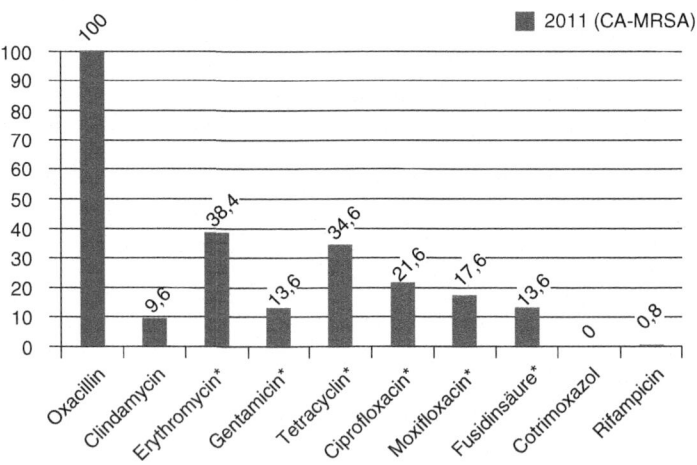

**Abb. 2.4** Resistenzen CA-MRSA. * in Abhängigkeit der klonalen Zugehö-
rigkeit. (Adaptiert nach GERMAP 2012)

tro auf Cotrimoxazol empfindlich. Und auch gegenüber Clindamycin weisen immerhin noch über 80 % eine Empfindlichkeit
auf (DeLeo et al. 2010). Bezüglich der Resistenz gegenüber Te-
tracyclinen gibt es je nach Stamm sehr deutliche Unterschiede.
Der CA-MRSA ST80 scheint generell gegen diese Wirkstoff-
gruppe unempfindlich zu sein (Udo und Sarkhoo 2010); gegenüber diesem Wirkstoff hingegen besteht innerhalb der HA-
MRSA-Linien häufig hohe Empfindlichkeit.

**Fazit**
- HA-MRSA weist zusätzlich zu der generellen Betalaktamresistenz häufig umfangreiche Ko-Resistenzen
  (insbesondere Fluorchinolone, Makrolide, Clindamycin)
  auf.
- CA-MRSA weist generell ein schmaleres Spektrum an
  Ko-Resistenzen als HA-MRSA auf (meist sensibel gegenüber Cotrimoxazol und Clindamycin).
- Bisher liegen noch sehr niedrige Resistenzraten gegenüber den Reserveantibiotika Vancomycin, Teicoplanin
  sowie Linezolid und Daptomycin vor.
- Im Falle einer komplizierten, tiefsitzenden Infektion oder
  einer Blutstrominfektion durch MRSA wird der adäquate,
  konsequente Einsatz MRSA-wirksamer Medikamente,
  das erforderliche Monitoring und letztlich das Outcome
  durch klinisch-mikrobiologisch-infektiologisches Kon-
  sil signifikant verbessert.

## 2.4    Diagnostik

### 2.4.1    Screening

Der größte Anteil der MRSA-Träger weist keine Infektion, sondern eine asymptomatische Besiedlung auf. Aufgrund dieser
Tatsache erscheint es nicht verwunderlich, dass bei ausschließli-

cher Untersuchung mikrobiologischer Proben von klinisch symp-
tomatischen Patienten die MRSA-Prävalenz in einer Population
(z. B. in einem Krankenhaus) niedrig erscheint: So konnte gezeigt werden, dass basierend auf einem solchen, rein auf medizinischer Diagnostik-Indikation beruhendem Untersuchungs-
protokoll ca. 85–88 % der mit MRSA kolonisierten Patienten
unentdeckt bleiben würden (Harbarth et al. 2006; Salgado und
Farr 2006).

Dies ist jedoch aus zweierlei Gründen problematisch. Zum
einen weisen MRSA-Träger ein erhöhtes Risiko einer Infektion mit „ihrem" MRSA auf. Die Arbeitsgruppe um Mest
(Mest et al. 1994) konnte nachweisen, dass bei den von ihnen untersuchten MRSA-besiedelten Patienten in 26 % der
Fälle postoperative Wundinfektionen auftraten, auch in anderen Untersuchungen konnte eine Rate von MRSA-Infektionen
von 6,4 % innerhalb eines Beobachtungszeitraums von 1 Jahr
nach nachgewiesener MRSA-Besiedlung dokumentiert werden
(Ridgway et al. 2013). Andere Studienergebnisse wiederum
(Davis et al. 2004) zeigen, dass allein durch den Trägerstatus
das Risiko einer konsekutiven Infektion um das ca. 10-fache
höher ist als bei Nichtträgern.

Zum anderen gelten gerade kolonisierte Patienten als die
Hauptreservoire in den Gesundheitseinrichtungen. Diese Transmission kann über direkten Kontakt, aber auch indirekt über un-
belebte Oberflächen erfolgen, weist *S. aureus* doch eine hohe
Tenazität auf, die es ihm ermöglicht, über Wochen bis Monate dort
zu überdauern (Kramer et al. 2006). Notwendige gezielte Präventionsmaßnahmen, um eine derartige Transmission zu minimieren,
können bei unbekanntem positivem MRSA-Trägerstatus natürlich
nicht greifen. Hinzu kommt, dass die Möglichkeit einer gezielten
Dekolonisierung des Patienten unter diesen Umständen nicht gegeben ist.

Im Wesentlichen aus den genannten, aber auch aus weiteren
Gründen ist unter bestimmten Umständen, z. B. bei Aufnahme
von Patienten mit Risikofaktoren für eine MRSA-Besiedlung zur
stationären Therapie in einem Krankenhaus oder einer Klinik, ein
Screening, d. h. die aktive und gezielte Suche nach einer MRSA-
Besiedlung, erforderlich.

**Fazit**
- Die Besiedelung mit MRSA ist ein wichtiger Risikofaktor für den Erwerb einer MRSA-Infektion.
- Asymptomatische MRSA-Träger stellen ein potenziell bedeutsames Reservoir für die Transmission in Gesundheitseinrichtungen dar.

## 2.4.2 Screeningkonzept

Aktives Screening in Kombination mit hygienischen Maßnahmen erscheint geeignet, die Inzidenz nosokomialer MRSA-Infektionen zu verringern, allerdings gibt es hinsichtlich des optimalen Screeningkonzepts keinen allgemeinen Konsens (Farbman et al. 2013). Befürworter eines **universellen Screenings** argumentieren, dass allein durch ein risikoadaptiertes Screening (d. h., Einschluss von Patienten, die bestimmte Risikofaktoren aufweisen) viele unerkannte MRSA-Träger nicht identifiziert werden und damit eine signifikante Reduktion von Transmissions- und nosokomialer Infektionsraten nicht in ausreichendem Maß erzielt wird. Dies bezieht sich vor allem auf Settings mit moderaten oder erhöhten MRSA-Prävalenzen (Robicsek et al. 2008). Dem Argument der durch ein striktes universelles Screening entstehenden Kosten wird mit den möglichen Einsparungen an verhinderten kostenträchtigen Infektionen begegnet (Peterson et al. 2007).

Studien zeigen jedoch, dass **risikobasiertes Screening** zu einem erheblichen Anteil (in einigen Studien zu über 90 %) alle MRSA-Träger bei Aufnahme zu identifizieren in der Lage ist (Creamer et al. 2012), und dass durch Ausweitung des Screenings auf alle Patienten bei minimal gesteigerter Effizienz die Untersuchungskosten um 2/3 ansteigen würden; diese Studien weisen dabei unter den Nichtrisiko-Patienten eine MRSA Prävalenz von weniger als 1 % aus. In eigenen Untersuchungen, ebenfalls im Kontext einer moderaten MRSA-Prävalenz von ca. 2/100 Krankenhausaufnahme-Patienten durchgeführt, wiesen von den

MRSA-positiven Patienten ebenfalls nur ca. 8 % keinen der in
früheren Studien mit MRSA-Trägerschaft assoziierten Risikofaktoren auf (Herrmann et al. 2013).
Weitere offen diskutierte Fragen adressieren die Wahl der verwendeten Methoden, z. B. einem kulturbasierten versus NAT-
basierten Verfahren. Ein von Murthy verwendetes mathematisches
Modell veranlasste die Autoren dabei zu der Schlussfolgerung, dass
erst ab einer MRSA-Aufnahmeprävalenzrate von 5,1 % ein flächen-
deckender Einsatz an Schnelltests in einer chirurgischen Station zur
Kosteneffektivität beitragen könnte (Murthy et al. 2010).

▶ In „settings" mit niedriger bis moderater Prävalenz von
MRSA – wie in Deutschland, auch bei regionalen Unter-
schieden – wird ein risikobasiertes Screeningkonzept in
Zusammenhang mit auf Barrierehygiene basierenden
Interventionen und Maßnahmenbündeln als derzeit ef-
fizient und effektiv angesehen.

Zu diesem Ergebnis kommen nicht nur entsprechende Über-
sichtsarbeiten (Lee et al. 2011a; Friedrich et al. 2008; Köck et al.
2011), sondern insbesondere auch die aufwändig recherchierte
und evidenzhinterlegte KRINKO-Empfehlung 2014 (Kommission für Krankenhaushygiene und Infektionsprävention 2014).
Die Diskussion über das optimierte Vorgehen zur Kontrolle
von MRSA erscheint dennoch zum gegenwärtigen Stand nicht
abgeschlossen, da – u. a. auf Grundlage der oben bereits zitierten
Studien sowie der Arbeit von (Derde et al. 2014) – Daten darauf
hinweisen dass in Verbindung mit Dekolonisation und Händehygiene so genannte „Bundle"-Maßnahmen möglicherweise den zusätzlichen Effekt durch Screening/Isolierung als nicht nachhaltig
erscheinen lassen.
Weiterhin erschienen in jüngerer Zeit große Multicenterstu-
dien, die – aufbauend auf etablierten Konzepten zur universellen
Dekolonisation bzw. Keimlastreduktion nicht nur von multiresistenten, sondern insgesamt von fakultativ pathogenen Erregern,
zumindest im Bereich von Intensivstationen – Alternativen zum
„vertikalen Infektionsüberwachungsansatz" (Screening, Isolation, Dekolonisierung) und die Implementierung „horizontaler

Maßnahmen" (universelle antiseptische/antibiotische Behandlung) untersuchten (Climo et al. 2013; Huang et al. 2013). Die zugrunde liegende Überlegung ist, dass aktives Screening und Isolation komplex und kostenaufwändig sind, und i. d. R. nur einen nosokomialen Erreger oder Erregergruppe betreffen, wohingegen der horizontale Ansatz gegen alle fakultativ pathogenen, nosokomialen und mitgebrachten Keime gerichtet ist.

Ob sich dieser Ansatz auch auf die hiesige endemische Situation bzw. besondere Risikopopulationen übertragen lässt und ein effektives, gegenüber Screening/Isolierung alternatives Instrument zur nosokomialen Infektionskontrolle darstellen wird, ist derzeitiger Gegenstand der Diskussion (Fätkenheuer et al. 2015; Lemmen et al. 2014). Auch dies sind jedoch „nur" weitere Bausteine zur nosokomialen Infektionsprävention: sie beziehen sich auf besondere – allerdings auch besonders gefährdete – Patientenpopulationen. Etwaige, mit einem universellen Einsatz solcher Konzepte verbundene Langzeit-Auswirkungen (wie z. B. durch die Anwendung antibiotischer und antiseptischer Substanzen) erscheinen jedoch derzeit nicht sicher kalkulierbar (dies betrifft u. a. die Problematik der Mupirocin-Resistenz nicht nur für *S. aureus*, sondern auch für Koagulase-negativen Staphylokokken – die selbst bei einer fehlenden Besiedlung mit *S. aureus* als ein potenzielles Reservoir für die plasmidgebundene High-level-Resistenz dienen könnten) (Hetem und Bonten 2013; Noto et al. 2015).

**Screening**
- Risikoadaptiertes Screening identifiziert asymptomatische MRSA-Träger und erlaubt gezielte hygienische Maßnahmen zur Infektionsprävention.
- Screening von Risikopatienten erlaubt außerdem durch eine gezielte Dekolonisation z. B. vor Eingriffen mit hohem Risiko den „Schutz des Patienten vor eigenen Erregern".
- Screening ist unverzichtbar für die Erhebung wichtiger regionaler und lokaler epidemiologischer Daten.

Unbestritten bleibt jedoch auch weiterhin, dass für effektive (und effiziente) Präventionsmodelle detaillierte Daten über die lokale MRSA-Infektions- und Kolonisationsrate unabdingbar sind. Die Erhebung epidemiologischer Daten in Bezug auf das vorhandene Patientenkollektiv durch aktive Surveillance sowie durch Punkt-Prävalenz-Studien sollte der Grundstein sein, auf dem Entscheidungen hinsichtlich der zu ergreifenden Maßnahmen fußen (Struelens et al. 2009). Die im Rahmen der DART-Initiative des Bundesministeriums für Gesundheit etablierten regionalen Netzwerke sind hierfür – ganz besonders jedoch zur Unterstützung regionaler Strukturbildung für Maßnahmen der Infektionsprävention – ein großer erzielter Fortschritt (Mielke und Friedrich 2014).

### 2.4.3 Screeningmethoden

Das Screening erfolgt mittels Entnahme von Abstrichen, welche im Anschluss mikrobiologisch untersucht werden. Dabei wird in erster Linie der **kulturelle Nachweis** des Erregers angestrebt. Diese Methode bietet den Vorteil einer nahezu 100 %igen Spezifität und ermöglicht sowohl die Identifizierung, Resistenztestung als auch die für epidemiologische Fragestellungen relevante Typisierung (*spa*-, MLST-Typisierung etc.). Der Nachteil ist der relativ hohe Zeitaufwand, der nach Anlegen der Probe 24–48 h Bebrütungszeit erfordert. Die Entnahmestellen für MRSA orientieren sich an den gleichen Prädilektionsstellen, welche auch für MSSA definiert sind. Als Hauptreservoir gelten die Nasenvorhöfe, zu deren Epithelzellen *S. aureus* aufgrund diverser Adhäsine (ClfB, SasG etc.) (Roche et al. 2003; Walsh et al. 2004; Weidenmaier et al. 2004) eine besondere Affinität besitzt. Als weitere häufige Habitate sind der Rachen, die Leistenregion, mögliche Hautdefekte sowie das Perineum beschrieben. Wenn auch die Abstriche aus den Nasenvorhöfen mit ca. 70 % die höchste Sensitivität aufweisen, so hat sich doch gezeigt, dass durch Hinzunahme anderer Entnahmestellen eine signifikante Steigerung möglich ist. Eine Metaanalyse von McKinnell et al. (2013) zeigte einen Benefit an Sensitivität von jeweils 21 %, 20 % und 17 % durch zusätzliches Einbeziehen des Oropharynx, des Perineums und von Wundabstrichen. Warnke et al. (2014a, b, c) haben in jüngster Zeit umfangreiche Untersuchungen über die Anforderungen zur Präanalytik durchgeführt. Auch hier wird deutlich, dass diesen – bisher weithin vernachlässigten – Aspekten der Diagnostik künftig zur Untersuchungsplanung und zur Standardisierung erheblich mehr Bedeutung zugesprochen werden muss.

Zusätzlich zu dem kulturell basierten Verfahren hat sich die Diagnostik mittels **NAT-Verfahren** etabliert. Sie weisen zum einen den Vorteil der hohen Sensitivität (eine Menge von >10 Genomkopien in der Probe ist ausreichend) als auch eine signifikante Reduktion der Turn-around-Zeit auf wenige Stunden (1½–6 h nach Eingang der Probe) auf. Um falsch-positive Ergebnisse durch eventuelle Mischkulturen mit Koagulase-negativen Staphylokokken, beispielsweise *S. epidermidis*, die häufig ebenfalls Träger des *mecA*-Gens sind, auszuschließen, zielen diese Verfahren nicht nur auf den Nachweis dieses Resistenzgens sondern auch auf mindestens eines zweiten *S.-aureus*-spezifischen Gens z. B. *nuc* oder *femA*. Demgegenüber stehen die erhöhten Kosten eines solchen Verfahrens (ca. das fünffache eines kulturellen Abstrichs) und Aspekte der Spezifität (Tacconelli et al. 2009). Diese ergeben sich u. a. daraus, dass mittels NAT-Verfahren nur der Nachweis der *mecA*-spezifischen Nukleinsäuren, nicht jedoch die Differenzierung, ob es sich hierbei um einen lebensfähigen oder schon abgestorbenen Erreger handelt, erbracht werden kann. Daher sind die Ergebnisse von PCR-basierten Verfahren nur als vorläufig zu erachten und bedürfen einer Bestätigung durch einen kulturellen Test, der die Vermehrungsfähigkeit des nachgewiesenen Erregers beweist. Dieser wird i. d. R. aus dem gleichen Probenmaterial parallel angesetzt. Bei diskrepanten Befunden ist nach sorgfältiger Abklärung das Ergebnis des kulturell basierten Testes ausschlaggebend (für detaillierte Fragen zur Bewertung entsprechender Untersuchungsergebnisse siehe auch Becker et al. 2013).

Die Frage, ob eines Tages molekulare Nachweisverfahren im Screening als Verfahren der Wahl anzusehen sind, ist aktuell noch Gegenstand der Forschung. Eine Studie konnte zeigen, dass das präoperative Screening auf MRSA mittels PCR auf einer herzchirurgischen Station die Rate an postoperativen Wundinfektionen mit MRSA signifikant reduzieren konnte (Jog et al. 2008). Allerdings scheint sich dieses Ergebnis nicht auf alle Settings übertragen zu lassen. In einer großen Metaanalyse kamen zu dem Schluss, dass der Einsatz von molekularbasierten Schnelltests im Vergleich zu dem auf der Kultur basierenden Screening keine signifikante Reduktion der nosokomialen MRSA-Rate erbringen konnte. Auch in den aktuellen Empfehlungen der KRINKO (Kommission für Krankenhaushygiene und Infektionsprävention 2014) wird nachdrücklich darauf hingewiesen, dass die mittels PCR erhaltenen Ergebnisse als vorläufig zu erachten und ebenfalls nicht als Kontrolle für den Erfolg einer Sanierungstherapie geeignet sind.

**Fazit**
- Die Entscheidung, ob ein Screening durch kulturelle oder molekularbasierte Verfahren erfolgen soll, kann nicht allgemeingültig beantwortet werden; sie hängt u. a. stark von der MRSA-Prävalenz ab.
- Ein risikobasierter, individualisierter, alternativer Einsatz beider Verfahren (in Abhängigkeit von der MRSA-Besiedlungswahrscheinlichkeit) erscheint als zielführend in Regionen mit niedrig-moderater MRSA-Prävalenz.

## 2.5    Risikofaktoren

Risikofaktoren sollen eine Hilfe bieten, um Einrichtungen, die kein universelles MRSA-Screening durchführen, eine Orientierung zu geben, bei welchen Patienten ein Screening sinnvoll wäre. Es existieren zahlreiche internationale Studien, die unterschiedliche Risikofaktoren für eine Vorbesiedlung mit MRSA (z. B. vor stationären Krankenhausaufnahme) eruiert haben. Aufgrund der Heterogenität dieser Studien bezüglich der Patientenkollektive, Screeningmethoden und der großen Bandbreite an Risikofaktoren, die auch in ihrer Gewichtung jeweils stark variieren, ist es kaum möglich, ein generelles Fazit zu ziehen (Forster et al. 2013). In ihrer neuen Richtlinie aus dem Jahr 2014 nennt die KRINKO überarbeitete Risikofaktoren, welche aus den für derzeit in Deutschland vorliegenden epidemiologischen Kenntnissen resultieren (Kommission für Krankenhaushygiene und Infektionsprävention 2014).

1. Patienten mit bekannter MRSA-Anamnese
2. Patienten aus Regionen/Einrichtungen mit bekannt hoher MRSA-Prävalenz (z. B. Einrichtungen in Ländern mit hoher MRSA-Prävalenz oder Einrichtungen mit bekannt hoher MRSA-Prävalenz in Deutschland)
3. Dialysepatienten
4. Patienten mit einem stationären Krankenhausaufenthalt (> 3 Tage) in den zurückliegenden 12 Monaten (in einem Krankenhaus in Deutschland oder in anderen Ländern)
5. Patienten, die regelmäßig beruflich direkten Kontakt zu MRSA haben, wie z. B. Personen mit Kontakt zu landwirtschaftlichen Nutztieren (Schweine, Rinder, Geflügel)
6. Patienten, die während eines stationären Aufenthaltes Kontakt zu MRSA-Trägern hatten (z. B. bei Unterbringung im gleichen Zimmer)
7. Patienten mit chronischen Hautläsionen (z. B. Ulkus, chronische Wunden, tiefe Weichgewebeinfektionen)
8. Patienten mit chronischer Pflegebedürftigkeit (z. B. Immobilität, Störungen bei der Nahrungsaufnahme/Schluckstörungen, Inkontinenz, Pflegestufe) und einem der nachfolgenden Risikofaktoren:
9. Antibiotikatherapie in den zurückliegenden 6 Monaten
10. Liegende Katheter (z. B. Harnblasenkatheter, PEG-Sonde, Trachealkanüle)

Im Rahmen des Anstiegs der Anzahl Asylsuchender in Deutschland veröffentlichte 2016 das RKI eine Stellungnahme, in der bei Aufnahme dieses Patientenkollektivs in Krankenhäusern ein generelles MRSA-Screening in den ersten 12 Monaten nach Ankunft in Deutschland empfohlen wird.

Auswertungen von Daten von Aufnahmescreenings in den Bundesländern Niedersachsen und Nordrhein-Westfalen (Köck 2013), bei denen ca. 5900 Patienten untersucht wurden, zeigen, dass durch das riskoadaptierte Screennig ca. 41–43 % der aufgenommenen Patienten aufgrund des Vorliegens von Risikofaktoren hätten gescreent werden müssen.

Trotz Reduktion des Screeningumfangs wären ca. 78–82 % der MRSA-Träger erkannt worden. Von den nicht erkannten 18–22 % wiesen wiederum 55 % keinen Risikofaktor auf, was sich mit den Ergebnissen anderer Studien deckt (Herrmann et al. 2013). Eigene Untersuchungen in regional unterschiedlichem Setting ergaben, dass durch die Erfassung einer MRSA-Anamnese (heutzutage häufig durch Warnhinweise in Krankenhausinformationssystemen zumindest bei Wiederaufnahme erfassbar) in Verbindung mit „einfach" durch Inspektion oder anamnestisch zu erhebenden Faktoren „Hautwunde, Katheter, Diabetes, chronische Pflege" durch weniger als 30 % zu screenende Patienten knapp 2/3 der MRSA-Träger erfasst werden.

**Fazit**
- Risikofaktoren können als Entscheidungshilfe dienen, welche Patienten in ein MRSA-Aufnahme-Screening eingeschlossen werden sollen.
- In Situationen von niedriger bis moderater MRSA-Prävalenz von erscheint die Durchführung eines risikobasierten Screenings als ein adäquates Verfahren zur Identifikation von asymptomatischen Trägern vor/zu Beginn der Durchführung medizinischer Maßnahmen (z. B. stationärer Krankenhausbehandlung).
- Die Festlegung der Parameter, die zur Entscheidung für oder gegen ein Screening bei Aufnahme einzelner Krankenhauspatienten herangezogen werden sollten, muss jedoch der Leitung des jeweiligen Krankenhauses oder der Fachabteilung zugesprochen werden. In diese Rationale gehen die Faktoren, die mit der Wahrscheinlichkeit einer Vorbesiedlung verbunden sind ebenso wie das Risiko für eine Infektionskomplikation in Abhängigkeit von der Art eines etwaig geplanten Eingriffes mit ein.

## 2.6 Dekolonisierung

Das Konzept der Dekolonisierung verfolgt letztendlich zwei Ziele:

1. Zum einen soll die Infektionsgefahr, welche für das einzelne Individuum mit der Besiedelung durch MRSA einhergeht, vermindert werden.
2. Zum anderen besteht von krankenhaushygienischer Seite die Notwendigkeit, eine mögliche Transmission auf andere Patienten und Mitarbeiter im Gesundheitssystem zu verhindern.

Dass die Kolonisation eine wichtige Voraussetzung für die Pathogenese einer MRSA-Infektion ist, ist mittlerweile unbestritten (Wertheim et al. 2005). Studien konnten zeigen, dass von den Patienten, die eine MRSA-Infektion erleiden, ein bedeutender Anteil im Vorfeld auch mit diesem spezifischen MRSA-Stamm kolonisiert worden ist (von Eiff et al. 2001). Somit ist der persistente MRSA-Trägerstatus ein definitiver Risikofaktor für eine mögliche konsekutive MRSA-Infektion (Stenehjem und Rimland 2013). Je nach Patientenpopulation kann die Persistenz der MRSA-Kolonisation ohne geeignete Therapie über 40 Monate betragen (Sanford et al. 1994).

Dass durch eine Dekolonisation prinzipiell das Infektionsrisiko sowohl im operativen als auch im intensivstationären Bereich gesenkt werden kann, konnte in einer Reihe von Studien belegt werden (Wilcox et al. 2003; Sandri et al. 2006). Hinsichtlich des zweiten Ziels, der Verhinderung von Transmissionen innerhalb eines Krankenhauses stehen zurzeit insbesondere mathematische Modelle zur Verfügung, die jedoch prinzipiell eine Reduktion der Transmissionsrate bezüglich der Dekolonisation errechnet haben (Gurieva et al. 2012; Wang et al. 2013).

Die in Deutschland gängigen Sanierungskonzepte bestehen aus einer ganzen Reihe von Maßnahmen, die Hand in Hand gehen, um MRSA von der **Haut und den Schleimhäuten** zu entfernen. Da es bisher keine Daten hinsichtlich der Wirksamkeit von Einzelmaßnahmen gibt, sollte auch bei der Besiedelung nur einer Lokalisation (beispielsweise der Nase) das Gesamtschema durchgeführt werden. Die Sanierung der Nase erfolgt mittels antibiotischer bzw.

antiseptischer Nasensalbe, die des Mund-Rachen-Raums mit antiseptischer Mund- und Rachenspüllösung. Durch antiseptische Waschungen wird MRSA von Haut und Haaren entfernt. Mindestens genauso wichtig sind jedoch die supportiven Maßnahmen wie die Händedesinfektion, die Dekontamination der Umgebung und das tägliche Wechseln der Leib- und Bettwäsche, um einen „Ping-Pong-Effekt" in Folge einer Autoinokulation zu vermeiden.

Die Gabe von **systemischen Antibiotika** zur Dekolonisation ist mit Vorbehalt zu sehen. Eine ältere Cochrane-Metaanalyse (Loeb et al. 2003) (welche überhaupt keinen Effekt einer antimikrobiellen Therapie – topisch oder systemisch – gegenüber Placebo im Hinblick auf MRSA-Eradikation zu sichern vermochte) liefert zumindest kein Argument zugunsten einer systemischen Eradikationstherapie. In Einzelfällen z. B. nach erfolgloser Anwendung topischer Maßnahmen mag eine systemische Therapie mit Antibiotika zur MRSA-Dekolonisierung unter Abwägung des Nutzen-Risiko-Verhältnisses in Erwägung gezogen werden. Dabei ist jedoch zu beachten, dass dies nur in Kombination mit topischen Maßnahmen und nur mit Präparaten, deren Wirksamkeit gegen den zu eradizierenden MRSA-Stamm nachgewiesen wurde, geschieht (Kommission für Krankenhaushygiene und Infektionsprävention 2014).

Das hier vorgeschlagene Schema (Tab. 2.2) ist dem saarländischen MRE-Netzwerk Infectio Saar Netzwerk entliehen und wird dort sowohl in der Klinik als auch im ambulanten Bereich verwendet. Die darin vorgeschlagenen Produkte haben sich bisher ohne nennenswerte Nebenwirkungen bewährt. Allerdings liegt noch keine kontrollierte klinische Studie hinsichtlich der Effektivität dieses Schemas vor. Weitere detaillierte Informationen sind unter www.mrsaar.net zu finden. Die Dekolonisation/Sanierung muss an 5 aufeinanderfolgenden Tagen durchgeführt werden. Die gemäß der KRINKO-Richtlinie 1999 (Kommission für Krankenhaushygiene und Infektionsprävention 1999) früher empfohlene Pause von 3 Tagen wird auf Grundlage der aktuellen Empfehlung nicht mehr vorgesehen; vielmehr kann die erste Kontrolluntersuchung per Abstrich bereits am Folgetag nach Abschluss der Behandlung durchgeführt werden. Drei negative Kontrollabstriche von den ehemals besiedelten Lokalisationen an drei unterschiedlichen Tagen entnommen reichen i. d. R. aus, einen Sanierungserfolg nachzuweisen.

**Tab. 2.2** Sanierungsschema

| Lokalisation | Produkt* | Anwendungsart |
|---|---|---|
| Nase | Mupirocin-haltige Nasensalbe Alternativ Octenidin®-haltige Nasensalbe | 3 × täglich (5 Tage) |
| Mund-Rachen-Raum | Octenidin®-Mundspüllösung | 3 × täglich (5 Tage) |
| Haut/Haarwaschung | Octenisan®-Waschlotion | 1–2 × täglich (5 Tage) |
| Wunden (chronisch, akut) | Octenisept®-Wund- und Schleimhautantiseptikum | 1 × täglich (5 Tage) |
| Leibwäsche, Oberbekleidung, Bettwäsche, Handtücher, Waschlappen | Handtücher und Waschlappen müssen nach jedem Gebrauch bei mindestens 60 °C gewaschen werden Bettwäsche und Leibwäsche täglich wechseln und bei mindestens 60 °C waschen Oberbekleidung, wenn möglich, ebenfalls bei 60 °C waschen | |
| Utensilien | Auf folgende Utensilien sollte während der 5-tägigen Sanierung verzichtet werden, um eine „Wiederbesiedlung" mit MRSA-Keimen zu vermeiden: – Deoroller, Cremetöpfchen, Lippenstifte und Seifenstücke entsorgen – Schmuck, Uhr, Haarschmuck mit Octenisan®-Waschlotion abwischen und erst nach der Sanierung wieder tragen | |

*Das MRENetzwerk (Infectio Saar Netzwerk) verfügt über Erfahrungen mit den genannten Präparaten. Die Nennung stellt jedoch keine Empfehlung für den Einsatz dieser Präparate dar, vielmehr können die Präparate ggf. entsprechend ärztlicher oder pflegerischer Entscheidung durch alternative, gleichwertige Wirkstoffe ersetzt werden

Die Erfolgsraten einer Dekolonisierung werden initial mit bis zu 90 % beschrieben. Jedoch kommt es häufig zu einer Rekolonisation, sodass effektiv vermutlich eher in 60 % der Fälle eine dauerhafte Eradikation gelingt (Ammerlaan et al. 2009). Es gilt zu beachten, dass das Vorliegen bestimmter Umstände die Erfolgsraten einer Dekolonisation deutlich senken bis unmöglich machen kann. Die als sanierungshemmend bezeichneten Faktoren sind kein Ausschlusskriterium für den Beginn einer Dekolonisation. Es liegen Berichte von erfolgreichen Therapien trotz vorhandener sanierungshemmender Begleitumstände vor (Reich-Schupke et al. 2010). Dennoch ist es in manchen Fällen sinnvoll, falls möglich erst diese Faktoren zu beseitigen bzw. die Grunderkrankung, die zu deren Ausbildung führt, zu behandeln, um die Erfolgschancen zu optimieren.

**Sanierungshemmende Faktoren**
1. Dialysepflichtigkeit
2. Offene Wunden (MRSA-kolonisiert)
3. Chronisches Ulkus, Dekubitus, Haut- und Weichteilinfektionen
4. Atopisches Ekzem
5. Chronische Katheterversorgung (Harnwegskatheter, PEG etc.)
6. Tracheostoma und andere Stomata
7. MRSA-selektierende antibiotische Therapie

**Fazit**
- Dekolonisation kann das individuelle Risiko einer MRSA-Infektion sowie die Transmissionsraten reduzieren
- Dekolonisation ist ein aufwändiges Verfahren; der Erfolg einer Dekolonisation ist abhängig von konsequenter Berücksichtigung und Miteinbeziehung aller Faktoren (u. a. patientenbezogene Faktoren, Umgebung des Patienten, Gebrauchsgegenstände, ggf. ebenfalls besiedelte Haushaltsangehörige etc.).

## Literatur

Ammerlaan HS, Kluytmans JA, Wertheim HF et al (2009) Eradication of methicillin-resistant Staphylococcus aureus carriage: a systematic review. Clin Infect Dis 48(7):922–930

Baba T, Takeuchi F, Kuroda M et al (2002) Genome and virulence determinants of high virulence community-acquired MRSA. Lancet 359(9320):1819–1827

Ballhausen B, Jung P, Kriegeskorte A et al (2014) LA-MRSA CC398 differ from classical community acquired-MRSA and hospital acquired-MRSA lineages: functional analysis of infection and colonization processes. Int J Med Microbiol 304(7):777–786

Becker K et al (2013) Teil: 6. Infektionen der Haut und der subkutanen Weichgewebe. Mikrobiologisch-infektiologische Qualitätsstandards. Urban & Fischer, München

Centers for Disease Control and Prevention (1999) Four pediatric deaths from community-acquired methicillin-resistant Staphylococcus aureus – Minnesota and North Dakota, 1997–1999. MMWR Morb Mortal Wkly Rep 48(32):707–710

Climo MW, Yokoe DS, Warren DK et al (2013) Effect of daily chlorhexidine bathing on hospital-acquired infection. N Engl J Med 368(6):533–542

Cosgrove SE, Sakoulas G, Perencevich EN et al (2003) Comparison of mortality associated with methicillin-resistant and methicillin-susceptible Staphylococcus aureus bacteremia: a meta-analysis. Clin Infect Dis 36(1):53–59

Creamer E, Galvin S, Dolan A et al (2012) Evaluation of screening risk and nonrisk patients for methicillin-resistant Staphylococcus aureus on admission in an acute care hospital. Am J Infect Control 40(5):411–415

Cui L, Tominaga E, Neoh HM, Hiramatsu K (2006) Correlation between reduced daptomycin susceptibility and vancomycin resistance in vancomycin-intermediate staphylococcus aureus. Antimicrob Agents Chemother 50(3):1079–1082

Cuny C, Kock R, Witte W (2013) Livestock associated MRSA (LA-MRSA) and its relevance for humans in Germany. Int J Med Microbiol 303 (6–7):331–337

Davis KA, Stewart JJ, Crouch HK et al (2004) Methicillin-resistant Staphylococcus aureus (MRSA) nares colonization at hospital admission and its effect on subsequent MRSA infection. Clin Infect Dis 39(6):776–782

DeLeo FR, Chambers HF (2009) Reemergence of antibiotic-resistant staphylococcus aureus in the genomics era. J Clin Invest 119(9):2464–2474

DeLeo FR, Otto M, Kreiswirth BN, Chambers HF (2010) Community-associated meticillin-resistant Staphylococcus aureus. Lancet 375(9725): 1557–1568

Derde LP, Cooper BS, Goossens H et al (2014) Interventions to reduce colonisation and transmission of antimicrobial-resistant bacteria in intensive care units: an interrupted time series study and cluster randomised trial. Lancet Infect Dis 14(1):31–39

Dufour P, Gillet Y, Bes M et al (2002) Community-acquired methicillin-resistant Staphylococcus aureus infections in France: emergence of a single clone that produces Panton-Valentine leukocidin. Clin Infect Dis 35(7):819–824

von Eiff C, Becker K, Machka K et al (2001) Nasal carriage as a source of Staphylococcus aureus bacteremia. Study Group. N Engl J Med 344(1):11–16

Enright MC, Robinson DA, Randle G et al (2002) The evolutionary history of methicillin-resistant Staphylococcus aureus (MRSA). Proc Natl Acad Sci U S A 99(11):7687–7692

Farbman L, Avni T, Rubinovitch B et al (2013) Cost-benefit of infection control interventions targeting methicillin-resistant Staphylococcus aureus in hospitals: systematic review. Clin Microbiol Infect 19(12):E582–E593

Fätkenheuer G, Hirschel B, Harbarth S (2015) Screening and isolation to control meticillin-resistant Staphylococcus aureus: sense, nonsense, and evidence. Lancet 385(9973):1146–1149

Forster AJ, Oake N, Roth V et al (2013) Patient-level factors associated with methicillin-resistant Staphylococcus aureus carriage at hospital admission: a systematic review. Am J Infect Control 41(3):214–220

Friaes A, Resina C, Manuel V et al (2014) Epidemiological survey of the first case of vancomycin-resistant Staphylococcus aureus infection in Europe. Epidemiol Infect 143:745–748

Fridkin SK, Hageman JC, Morrison M, Active Bacterial Core Surveillance Program of the Emerging Infections Program et al (2005) Methicillin-resistant Staphylococcus aureus disease in three communities. N Engl J Med 352(14):1436–1444

Friedrich AW, Daniels-Haardt I, Kock R et al (2008) EUREGIO MRSA-net Twente/Munsterland – a Dutch-German cross-border network for the prevention and control of infections caused by methicillin-resistant Staphylococcus aureus. Euro Surveill 13(35):18965

Garcia-Alvarez L, Holden MT, Lindsay H et al (2011) Meticillin-resistant Staphylococcus aureus with a novel mecA homologue in human and bovine populations in the UK and Denmark: a descriptive study. Lancet Infect Dis 11(8):595–603

GERMAP (2012) Bericht über den Antibiotikaverbrauch und die Verbreitung von Antibiotikaresistenzen in der Human- und Veterinärmedizin in Deutschland

Gosbell IB, Mercer JL, Neville SA et al (2001) Non-multiresistant and multiresistant methicillin-resistant Staphylococcus aureus in community-acquired infections. Med J Aust 174(12):627–630

Grundmann H, Aanensen DM, van den Wijngaard CC, European Staphylococcal Reference Laboratory Working et al (2010) Geographic distribution of Staphylococcus aureus causing invasive infections in Europe: a molecular-epidemiological analysis. PLoS Med 7(1):e1000215

Gurieva TV, Bootsma MC, Bonten MJ (2012) Decolonization of patients and health care workers to control nosocomial spread of methicillin-resistant Staphylococcus aureus: a simulation study. BMC Infect Dis 12:302

van Hal SJ, Jensen SO, Vaska VL et al (2012) Predictors of mortality in Staphylococcus aureus Bacteremia. Clin Microbiol Rev 25(2):362–386

Harbarth S, Masuet-Aumatell C, Schrenzel J et al (2006) Evaluation of rapid screening and pre-emptive contact isolation for detecting and controlling methicillin-resistant Staphylococcus aureus in critical care: an interventional cohort study. Crit Care 10(1):R25

Harmsen D, Claus H, Vogel U (2005) DNA sequence-based tandem repeat analysis of the clfB gene is less discriminatory than spa typing for methicillin-resistant Staphylococcus aureus. Int J Med Microbiol 294(8):525–528

Hernandez D, Francois P, Farinelli L et al (2008) De novo bacterial genome sequencing: millions of very short reads assembled on a desktop computer. Genome Res 18(5):802–809

Herrmann M, Petit C, Dawson A et al (2013) Methicillin-resistant Staphylococcus aureus in Saarland, Germany: a statewide admission prevalence screening study. PLoS One 8(9):e73876

Hetem DJ, Bonten MJ (2013) Clinical relevance of mupirocin resistance in Staphylococcus aureus. J Hosp Infect 85(4):249–256

Hiramatsu K, Ito T, Tsubakishita S et al (2013) Genomic basis for methicillin resistance in staphylococcus aureus. Infect Chemother 45(2):117–136

Huang SS, Septimus E, Kleinman K, Network and P. Healthcare-Associated Infections et al (2013) Targeted versus universal decolonization to prevent ICU infection. N Engl J Med 368(24):2255–2265

Humphries RM, Pollett S, Sakoulas G (2013) A current perspective on daptomycin for the clinical microbiologist. Clin Microbiol Rev 26(4):759–780

Jog S, Cunningham R, Cooper S et al (2008) Impact of preoperative screening for meticillin-resistant Staphylococcus aureus by real-time polymerase chain reaction in patients undergoing cardiac surgery. J Hosp Infect 69(2):124–130

Johnson AP (2011) Methicillin-resistant Staphylococcus aureus: the European landscape. J Antimicrob Chemother 66(Suppl 4):iv43–iv48

Katayama Y, Ito T, Hiramatsu K (2000) A new class of genetic element, staphylococcus cassette chromosome mec, encodes methicillin resistance in Staphylococcus aureus. Antimicrob Agents Chemother 44(6):1549–1555

Kim C, Milheirico C, Gardete S et al (2012) Properties of a novel PBP2A protein homolog from Staphylococcus aureus strain LGA251 and its contribution to the beta-lactam-resistant phenotype. J Biol Chem 287(44):36854–36863

Köck R (2013) Zum Aufwand von MRSA-Screeninguntersuchungen in deutschen Krankenhäusern. Epidemiol Bull 5:41–44

Köck R, Mellmann A, Schaumburg F et al (2011) Methicillin-resistenter Staphylococcus aureus in Deutschland: Epidemiologie. Dtsch Arztebl International 108(45):761–767

Kommission für Krankenhaushygiene und Infektionsprävention (1999) Empfehlung zur Prävention und Kontrolle von Methicillin-resistenten Staphylococcus aureus-Stämmen (MRSA) in Krankenhäusern und anderen medizinischen Einrichtungen. Bundesgesundheitsbl 42:954–958

Kommission für Krankenhaushygiene und Infektionsprävention, K (2014) Empfehlungen zur Prävention und Kontrolle von Methicillinresistenten Staphylococcus aureus-Stämmen (MRSA) in medizinischen und pflegerischen Einrichtungen. Bundesgesundheitsbl 57:696–732

Koser CU, Ellington MJ, Cartwright EJ et al (2012) Routine use of microbial whole genome sequencing in diagnostic and public health microbiology. PLoS Pathog 8(8):e1002824

Kramer A, Schwebke I, Kampf G (2006) How long do nosocomial pathogens persist on inanimate surfaces? A systematic review. BMC Infect Dis 6:130

Kresken M, Hafner D, Körber-Irrgang B für die Studiengruppe. Epidemiologie und Resistenzsituation bei klinisch wichtigen Infektionserregern aus dem ambulanten Versorgungsbereich gegenüber Antibiotika (2013) Bericht über die Ergebnisse einer multizentrischen Studie der Paul-Ehrlich-Gesellschaft für Chemotherapie e.V. aus dem Jahre 2010. Antiinfectives Intelligence, Rheinbach

Layer F (2013) Eigenschaften, Häufigkeit und Verbreitung von MRSA in Deutschland – Update 2011/2012. Epidemiol Bull 27(21)

Layer F, Strommenger B, Cuny C, Noll I, Abu Sin M, Eckmanns T, Werner G (2018) Eigenschaften, Häufigkeit und Verbreitung von MRSA in Deutschland – Update 2015/2016. Epidemiol Bull 5:57–62. https://doi.org/10.17886/EpiBull-2018-005

Lee AS, Huttner B, Harbarth S (2011a) Control of methicillin-resistant Staphylococcus aureus. Infect Dis Clin N Am 25(1):155–179

Lee AS, Macedo-Vinas M, Francois P et al (2011b) Trends in mupirocin resistance in meticillin-resistant Staphylococcus aureus and mupirocin consumption at a tertiary care hospital. J Hosp Infect 77(4):360–362

Lemmen S, Podbielski A, Fätkenheuer G, Mattner F (2014) Infektionsprävention bei Intensivpatienten: Dekolonisierung ist eine gute Strategie. Dtsch Arztebl Int 111(38):A-1565–6

Lim D, Strynadka NC (2002) Structural basis for the beta lactam resistance of PBP2a from methicillin-resistant Staphylococcus aureus. Nat Struct Biol 9(11):870–876

Locke JB, Zuill DE, Scharn CR et al (2014) Linezolid-resistant Staphylococcus aureus strain 1128105, the first known clinical isolate possessing the cfr multidrug resistance gene. Antimicrob Agents Chemother 58(11):6592–6598

Loeb MB, Main C, Eady A, Walker-Dilks C (2003) Antimicrobial drugs for treating methicillin-resistant Staphylococcus aureus colonization. Cochrane Database Syst Rev 4:CD003340

Ma XX, Ito T, Tiensasitorn C et al (2002) Novel type of staphylococcal cassette chromosome mec identified in community-acquired methicillin-resistant Staphylococcus aureus strains. Antimicrob Agents Chemother 46(4):1147–1152

McAdam PR, Templeton KE, Edwards GF et al (2012) Molecular tracing of the emergence, adaptation, and transmission of hospital-associated methicillin-resistant Staphylococcus aureus. Proc Natl Acad Sci USA 109(23):9107–9112

McKinnell JA, Huang SS, Eells SJ et al (2013) Quantifying the impact of extranasal testing of body sites for methicillin-resistant Staphylococcus aureus colonization at the time of hospital or intensive care unit admission. Infect Control Hosp Epidemiol 34(2):161–170

Meka VG, Gold HS (2004) Antimicrobial resistance to linezolid. Clin Infect Dis 39(7):1010–1015

Mest DR, Wong DH, Shimoda KJ et al (1994) Nasal colonization with methicillin-resistant Staphylococcus aureus on admission to the surgical intensive care unit increases the risk of infection. Anesth Analg 78(4):644–650

Mielke M, Friedrich AW (2014) Infektionen mit mehrfachresistenten Bakterien: Die Rolle von regionalen MRE-Netzwerken zur Vermeidung der Weiterverbreitung. Hyg Med 39:477–480

Monecke S, Coombs G, Shore AC et al (2011) A field guide to pandemic, epidemic and sporadic clones of methicillin-resistant Staphylococcus aureus. PLoS One 6(4):e17936

Murthy A, De Angelis G, Pittet D et al (2010) Cost-effectiveness of universal MRSA screening on admission to surgery. Clin Microbiol Infect 16(12):1747–1753

Noto MJ, Domenico HJ, Byrne DW et al (2015) Chlorhexidine bathing and health care-associated infections: a randomized clinical trial. JAMA 313(4):369–378

Nubel U, Strommenger B, Layer F, Witte W (2011) From types to trees: reconstructing the spatial spread of Staphylococcus aureus based on DNA variation. Int J Med Microbiol 301(8):614–618

Patel D, Husain M, Vidaillac C et al (2011) Mechanisms of in-vitro-selected daptomycin-non-susceptibility in Staphylococcus aureus. Int J Antimicrob Agents 38(5):442–446

Peterson LR, Hacek DM, Robicsek A (2007) 5 Million Lives Campaign. Case study: an MRSA intervention at Evanston Northwestern Healthcare. Jt Comm J Qual Patient Saf 33(12):732–738

Reich-Schupke S, Warneke K, Altmeyer P, Stucker M (2010) Eradication of MRSA in chronic wounds of outpatients with leg ulcers is accelerated by antiseptic washes – results of a pilot study. Int J Hyg Environ Health 213(2):88–92

Ridgway JP, Peterson LR, Brown EC et al (2013) Clinical significance of methicillin-resistant Staphylococcus aureus colonization on hospital admission: one-year infection risk. PLoS One 8(11):e79716

Robicsek A, Beaumont JL, Paule SM et al (2008) Universal surveillance for methicillin-resistant Staphylococcus aureus in 3 affiliated hospitals. Ann Intern Med 148(6):409–418

Roche FM, Meehan M, Foster TJ (2003) The Staphylococcus aureus surface protein SasG and its homologues promote bacterial adherence to human desquamated nasal epithelial cells. Microbiology 149(Pt 10):2759–2767

Salgado CD, Farr BM (2006) What proportion of hospital patients colonized with methicillin-resistant Staphylococcus aureus are identified by clinical microbiological cultures? Infect Control Hosp Epidemiol 27(2):116–121

Sandri AM, Dalarosa MG, Ruschel de Alcantara L et al (2006) Reduction in incidence of nosocomial methicillin-resistant Staphylococcus aureus (MRSA) infection in an intensive care unit: role of treatment with mupirocin ointment and chlorhexidine baths for nasal carriers of MRSA. Infect Control Hosp Epidemiol 27(2):185–187

Sanford MD, Widmer AF, Bale MJ et al (1994) Efficient detection and long-term persistence of the carriage of methicillin-resistant Staphylococcus aureus. Clin Infect Dis 19(6):1123–1128

Sauvage E, Duez C, Herman R et al (2007) Crystal structure of the Bacillus subtilis penicillin-binding protein 4a, and its complex with a peptidoglycan mimetic peptide. J Mol Biol 371(2):528–539

Shore AC, Coleman DC (2013) Staphylococcal cassette chromosome mec: recent advances and new insights. Int J Med Microbiol 303(6–7):350–359

Stefani S, Chung DR, Lindsay JA et al (2012) Meticillin-resistant Staphylococcus aureus (MRSA): global epidemiology and harmonisation of typing methods. Int J Antimicrob Agents 39(4):273–282

Stegger M, Wirth T, Andersen PS et al (2014) Origin and evolution of European community-acquired methicillin-resistant Staphylococcus aureus. MBio 5(5):e01044–e01014

Stenehjem E, Rimland D (2013) MRSA nasal colonization burden and risk of MRSA infection. Am J Infect Control 41(5):405–410

Strommenger B, Kettlitz C, Weniger T et al (2006) Assignment of Staphylococcus isolates to groups by spa typing, SmaI macrorestriction analysis, and multilocus sequence typing. J Clin Microbiol 44(7):2533–2540

Struelens MJ, Hawkey PM, French GL et al (2009) Laboratory tools and strategies for methicillin-resistant Staphylococcus aureus screening, surveillance and typing: state of the art and unmet needs. Clin Microbiol Infect 15(2):112–119

Tacconelli E, De Angelis G, de Waure C et al (2009) Rapid screening tests for meticillin-resistant Staphylococcus aureus at hospital admission: systematic review and meta-analysis. Lancet Infect Dis 9(9):546–554

Udo EE (2013) Community-acquired methicillin-resistant Staphylococcus aureus: the new face of an old foe? Med Princ Pract 22(Suppl 1):20–29

Udo EE, Sarkhoo E (2010) Genetic analysis of high-level mupirocin resistance in the ST80 clone of community-associated meticillin-resistant Staphylococcus aureus. J Med Microbiol 59(Pt 2):193–199

Udo EE, Pearman JW, Grubb WB (1993) Genetic analysis of community isolates of methicillin-resistant Staphylococcus aureus in Western Australia. J Hosp Infect 25(2):97–108

Vivoni AM, Santos KR, de Oliveira MP et al (2005) Mupirocin for controlling methicillin-resistant Staphylococcus aureus: lessons from a decade of use at a university hospital. Infect Control Hosp Epidemiol 26(7):662–667

Voss A, Loeffen F, Bakker J et al (2005) Methicillin-resistant Staphylococcus aureus in pig farming. Emerg Infect Dis 11(12):1965–1966

Walsh EJ, O'Brien LM, Liang X et al (2004) Clumping factor B, a fibrinogen-binding MSCRAMM (microbial surface components recognizing adhesive matrix molecules) adhesin of Staphylococcus aureus, also binds to the tail region of type I cytokeratin 10. J Biol Chem 279(49): 50691–50699

Wang X, Panchanathan S, Chowell G (2013) A data-driven mathematical model of CA-MRSA transmission among age groups: evaluating the effect of control interventions. PLoS Comput Biol 9(11):e1003328

Warnke P, Frickmann H, Ottl P, Podbielski A (2014a) Nasal screening for MRSA: different swabs – different results! PLoS One 9(10):e111627

Warnke P, Harnack T, Ottl P et al (2014b) Nasal screening for Staphylococcus aureus – daily routine with improvement potentials. PLoS One 9(2):e89667

Warnke P, Warning L, Podbielski A (2014c) Some are more equal – a comparative study on swab uptake and release of bacterial suspensions. PLoS One 9(7):e102215

Weidenmaier C, Kokai-Kun JF, Kristian SA et al (2004) Role of teichoic acids in Staphylococcus aureus nasal colonization, a major risk factor in nosocomial infections. Nat Med 10(3):243–245

Wertheim HF, Melles DC, Vos MC et al (2005) The role of nasal carriage in Staphylococcus aureus infections. Lancet Infect Dis 5(12):751–762

Wilcox MH, Hall J, Pike H et al (2003) Use of perioperative mupirocin to prevent methicillin-resistant Staphylococcus aureus (MRSA) orthopaedic surgical site infections. J Hosp Infect 54(3):196–201

Wu S, Piscitelli C, de Lencastre H, Tomasz A (1996) Tracking the evolutionary origin of the methicillin resistance gene: cloning and sequencing of a homologue of mecA from a methicillin susceptible strain of Staphylococcus sciuri. Microb Drug Resist 2(4):435–441

www.mlva.net

Wyllie DH, Walker AS, Miller R et al (2011) Decline of meticillin-resistant Staphylococcus aureus in Oxfordshire hospitals is strain-specific and preceded infection-control intensification. BMJ Open 1(1):e000160

# Vancomycin-resistente Enterokokken

**3**

Markus Dettenkofer
und Sebastian Schulz-Stübner

## Inhaltsverzeichnis

▶ Enterokokken sind grampositive Erreger primär der Darmflora, die als Infektionserreger besonders durch den Erwerb einer Glycopeptid-/Vancomycin-Resistenz krankenhaushygienisch und therapeu-

M. Dettenkofer (✉)
Institut für Krankenhaushygiene & Infektionsprävention,
Gesundheitsverbund Landkreis Konstanz, Radolfzell, Deutschland
E-Mail: markus.dettenkofer@glkn.de

S. Schulz-Stübner
Deutsches Beratungszentrum für Hygiene, BZH GmbH,
Freiburg, Deutschland
E-Mail: schulz-stuebner@bzh-freiburg.de

© Springer-Verlag GmbH Deutschland, ein Teil von Springer Nature 2019    77
S. Schulz-Stübner et al. (Hrsg.), *Multiresistente Erreger*,
https://doi.org/10.1007/978-3-662-58213-8_3

tisch problematisch werden können. Dieses Kapitel beschäftigt sich mit der Epidemiologie, der Pathogenität und den erforderlichen Schutz- und Kontrollmaßnahmen.

## 3.1 Einführung

Enterokokken sind grampositive, Katalase-negative Bakterien, die als aerotolerante anaerobe Mikroorganismen eingestuft werden (Fehlen von Porphyrinen und Cytochromen). Hauptreservoir ist der Gastrointestinaltrakt von Menschen und Tieren. Die kugelförmigen (kokkoiden) Erreger sind mikroskopisch in Paaren oder kurzen Ketten angeordnet. Die wichtigsten Entereokokkenspezies sind:

- *E. faecalis* (klinisch relevant besonders auch als Erreger von Endokarditiden)
- *E. faecium*
- *E. durans* und *E. hirae* (mit *E. faecium* verwandt; selten)
- *E. gallinarum* und *E. casseliiflavus* (selten)

*Enterococcus-faecium*-Stämme zeigen intrinsisch ausgeprägte Resistenzen. Gegen Cephalosporine und einige Penicilline besteht bereits eine natürliche Resistenz (sog. **Enterokokkenlücke** dieser Antibiotika).

▶      Als Enterokokken-selektierende Antibiotika sind vor allem die oral applizierbaren Cephalosporine und Fluorchinolone zu bewerten.

Die orale Applikation und Wirkung dieser Antibiotikia im Intestinaltrakt als natürliches Habitat von Enterokokken übt einen wirksamen Selektionsdruck aus. Bei Einsatz von Glykopeptid-Antibiotika besteht dann ein erhöhtes Risiko der Selektion von Vancomycin- bzw. Glykopeptid-resistenten Enterokokken (VRE, GRE). Nähere Informationen zum mikrobiologischen

Hintergrund finden sich z. B. in den ausführlichen Publikationen von Klare et al. (2012) und von Werner (2012).

## 3.2 Pathogenität

Die Pathogenität von Enterokokken ist generell als gering bis mäßig einzustufen. Neben Harnwegsinfektionen (häufigste Entität) und Wundinfektionen (hier häufig als Mischinfektion, z. T. mit fraglicher Relevanz) können Enterokokken einschl. VRE in selteneren Fällen Infektionen der Blutstrombahn (Sepsis) und Endokarditiden verursachen, mit *E. faecalis* als klinisch wichtigster Spezies.

Gefährdet sind neutropene, immunsupprimierte Patienten, mit besonderem Risiko für hämato-onkologische Patienten – insbesondere nach Knochenmarkstransplantation (KMT) oder Blutstammzelltransplantation (PBSCT) –, lebertransplantierte Patienten, Patienten nach großen visceralchirurgischen Eingriffen und neonatologische Intensivpatienten.

## 3.3 Resistenztypen

Unter VRE werden überwiegend Vancomycin-resistente Enterokokken der Spezies *E. faecium* und *E. faecalis* zusammengefasst, und bei einem Großteil der nachgewiesenen VRE handelt es sich um *E.-faecium*-Stämme.

▶ Die Spezies *E. casseliflavus* (Vancomycin-low-level-Resistenztyp VanC2/3) und *E. gallinarum* (VanC1) weisen dagegen eine intrinsische (natürliche) Resistenz gegenüber Vancomycin auf, die chromosomal weitergegeben wird und nicht übertragbar ist. Spezielle Hygienemaßnahmen zur Prävention der Ausbreitung bei Kolonisation/Infektion mit diesen Enterokokkenspezies sind nicht erforderlich (Tschudin Sutter et al. 2010).

Als klinisch bedeutsame transferable Glykopeptid-Resistenztypen werden VanA- und VanB-Typ unterschieden. Der **VanA-Resistenztyp** zeichnet sich durch eine Kreuzresistenz Vancomycin –Teicoplanin aus, während beim **VanB-Resistenztyp** eine Vancomycin-Resistenz, aber Teicoplanin-Empfindlichkeit vorliegt. Als weitere erworbene Resistenztypen sind VanD, VanE, VanG, VanL, VanM und VanN nachweisbar, ohne dass damit eine bekannte klinische Bedeutung verbunden ist.

In den letzten Jahren hat sich in Deutschland eine gewisse Zunahme von Linezolid-resistenten *E.-faecium*-Isolaten – auch bei VRE – gezeigt (Daten des NRZ für Staphylokokken und Enterokokken am RKI, Wernigerode; Klare et al. 2015).

Die vielfach befürchtete Kombination der **Glykopeptidresistenz** der Enterokokken über Transposonen mit MRSA zu Vancomycin-resistenten *Staphylococcus aureus* (VRSA) ist bisher glücklicherweise nur sehr vereinzelt und lokal begrenzt aufgetreten (Gardete und Tomasz 2014). Schon der einzelne Nachweis eines derartigen Erregers wäre Anlass konsequent zu prüfen, ob weitere Patienten in der Umgebung kolonisiert sind (z. B. Prävalenz-Screening).

## 3.4 Vorkommen und Verbreitung von Enterokokken

Durch das **Hauptreservoir** von Enterokokken (Gastrointestinaltrakt von Mensch und Tier) ist eine weite Verbreitung über Ausscheidungen in die Umwelt gegeben. Da sich Enterokokken generell und damit auch VRE durch eine hohe Umweltpersistenz auszeichnen, können die Erreger noch bis zu mehreren Wochen auf unbelebten Flächen oder Gegenständen in der Umgebung von Patienten nachweisbar sein (Wagenvoort et al. 2011).

Die **Übertragung** von Enterokokken erfolgt ganz überwiegend durch direkten und indirekten Kontakt (Übertragung über die Hände/Handschuhe und auch über kontaminierte Gegenstände). Neben dem Darm sind auch bei Infektion/Kolonisierung sezernierende Wunden und die Harnwege relevante Reservoire. Besonders bei Patienten mit Inkontinenz, Diarrhö,

Enterostoma oder mit Enterokokken besiedelten/infizierten, drainierenden Wunden ist die Umgebungskontamination oft hoch. Dies gilt noch vermehrt bei mangelnder Compliance in Bezug auf Basishygienemaßnahmen. Grundsätzlich besteht das Verbreitungsrisiko so lange, wie eine Kolonisation oder Infektion vorliegt.

▶ Eine aktive und nachhaltige Dekolonisierung von VRE ist nach bisherigen Erfahrungen nicht möglich.

Die hochkomplexe Darmökologie ist heute zunehmend im Fokus wissenschaftlicher Aktivitäten, und z. B. der Einsatz von Probiotika könnte eine vielversprechende Option (auch) zur Kontrolle resistenter gastrointestinaler Erreger werden (Crouzet et al. 2015; Li et al. 2017).

## 3.5 Epidemiologie von VRE

Seit den 1980er-Jahren kam es zu einer weltweiten Ausbreitung von VRE als nosokomiale Infektionserreger, hauptsächlich von multiresistenten *E.-faecium*-Stämmen, die als humane und Nutztier-bezogene Stämme jeweils Assoziationen zu unterschiedlichen genetischen Gruppen aufweisen (Willems et al. 2012). Die nosokomialen Stämme konnten in drei Linien gruppiert werden, ausgehend von den Sequenztypen ST 17, ST 18 und ST 78.

Als wahrscheinlicher Ausbreitungsmechanismus wird eine Kombination von horizontalem Gentransfer und Selektionsdruck im Krankenhaussektor gesehen. Dadurch hat sich *E. faecium* von einem kommensalen Mikroorganismus zu einem multiresistenten, krankenhausadaptierten Infektionserreger entwickelt (Willems et al. 2012). Werner et al. (2011) haben die PCR-basierte Identifizierung des Insertionselements IS16 vorgeschlagen, um Krankenhaus-adaptierte Stämme von *E. faecium* (klonaler Komplex 17; auch VRE) mit begrenztem Aufwand zu identifizieren und von bei Tieren nachweisbaren Enterokokken abzugrenzen.

Seit 2003 wurde in verschiedenen deutschen Krankenhäusern eine zunehmende Verbreitung Krankenhaus-assoziierter und

Virulenzmarker-tragender vanA- und vanB-positiver *E.-faecium*-Stämme beobachtet. In den Jahren 2004 und 2005 kam es zu größeren Ausbrüchen von VRE-Besiedelungen und auch Infektionen, vor allem in südwestdeutschen Krankenhäusern (Borgmann et al. 2007). Die in den letzten Jahren gesteigerte Aufmerksamkeit für multiresistente Erreger generell hat auch zu vermehrtem Screening geführt (v. a. in Risikobereichen und bei Risikopatienten), mit einer verbesserten Identifizierung der Verbreitung auch von VRE, insbesondere des VanB-Typs. Der in Deutschland dokumentierte Trend steigender VanB-VRE-Nachweisraten wurde auch im nahen europäischen Umfeld beobachtet (Schweden, Frankreich, Polen, Niederlande) (Klare et al. 2012).

Als weitgehend verlässliche epidemiologische Angaben für Europa können die von den ECDC publizierten EARS-net Daten zugrundegelegt werden, die auch interessante und relevante Vergleiche ermöglichen (http://ecdc.europa.eu).

Im Jahr 2016 wurden bei *E.-faecium*-Isolaten aus Deutschland 12,1 % gegenüber Vancomycin als resistent eingestuft (Abb. 3.1; 2014: 9,1 %, 2015: 10,2 %). Im Nachbarland Frankreich lagen die korrespondieren Werte wesentlich darunter (0,6 %, 0,8 %; 0,5 %). Dies ist umso interessanter, als diese Rate („proportion") bei MRSA in Frankreich sogar geringfügig höher liegt als in Deutschland.

Abb. 3.1 weist auf einen besonders hohen VRE-Anteil in Irland hin. Weltweit finden sich auch hohe Raten u. a. in einer Reihe von Bundesstaaten der USA.

> ▶    Insgesamt wird in den vergangenen Jahren ein Anstieg von VRE in Deutschland beobachtet, wobei lokale, größere Ausbruchsereignisse bei der Interpretation zu berücksichtigen sind.

Ganz überwiegend handelt es sich um *E.-faecium*-Stämme, mit gewissen lokalen Unterschieden (Werner 2012).

Auf der Basis der Daten des Krankenhaus-Infektions-Surveillance-Systems (KISS) haben Gastmeier et al. (2014) die Entwicklung für Deutschland als dramatischen Anstieg eingestuft (Abb. 3.2).

Die Zunahme von mit VRE assoziierten Infektionen setzte sich im Wesentlichen auch in den Jahren bis 2016 fort (Remschmidt et al. 2018).

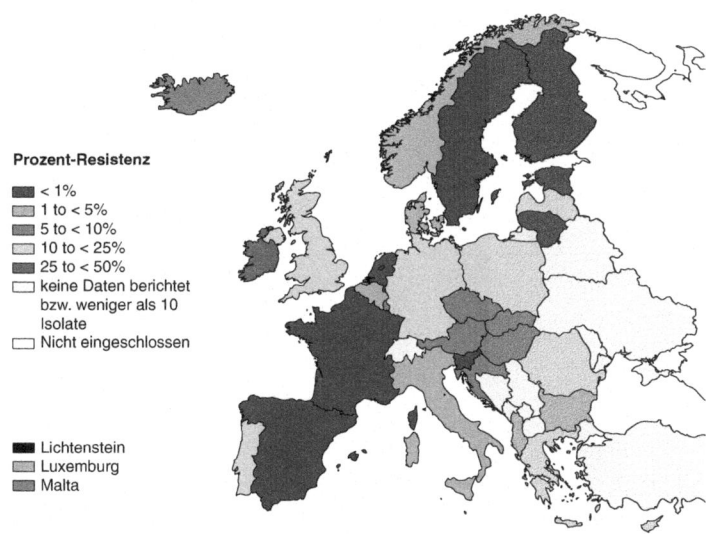

**Abb. 3.1** Anteil der Vancomycin-resistenten *E. faecium* an allen *E. faecium* in Europa. (Adaptiert nach ECDC 2017)

Analog zu dem o. g. Anstieg findet man eine nosokomiale Selektion der Besiedlung mit VRE und aufgrund der hohen Umweltpersistenz auch immer wieder Ausbruchssituationen durch Übertragungen (überwiegend Besiedelungen, aber auch Infektionen) (Ulrich et al. 2017). Ursächlich sind primär Lücken in der Basis-(Hände-)hygiene oder kontaminierte Materialien wie rektale Fieberthermometer o. ä. Die eindrückliche Epidemiologie und Kontrolle eines großen, überregionalen Ausbruchs in Frankreich (Assistance Publique-Hôpitaux de Paris, 38 Kliniken mit 23.000 Betten) wurde von Fournier et al. (2012) beschrieben. Zwischen 2004 und 2010 wurden 45 VRE-Ausbrüche (Kolonisierungen) verzeichnet in 21 der 38 Kliniken (533 Fälle). Eckpunkte der Intervention ab 2006 waren die Unterbrechung des Transfers von VRE-positiven Patienten und VRE-Kontaktpatienten, die Kohortierung von VRE-Trägern und Patienten mit VRE-Kontakt, intensive Aktivitäten eines verantwortlichen Interventionsteams zur Unterstützung der lokalen Aktivitäten und die schnelle und konsequente Anwendung von Isolierungsmaßnahmen schon bei Auftreten von einzelnen VRE-Fällen. Der

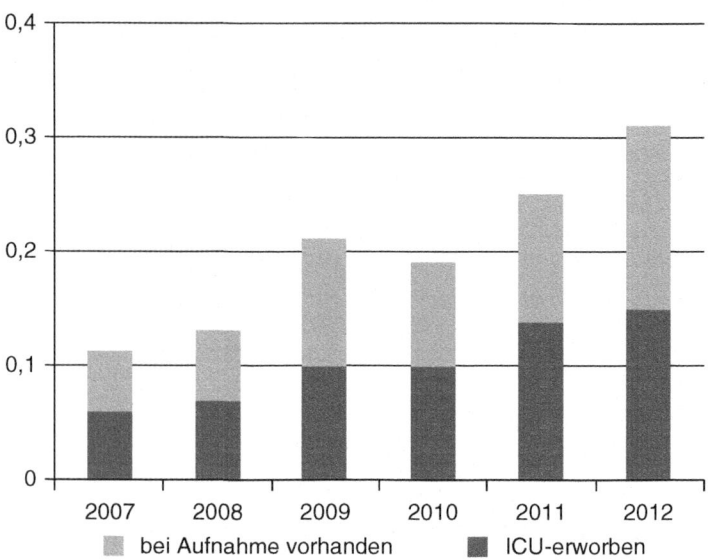

**Abb. 3.2** Anstieg der VRE-Inzidenz in den am KISS teilnehmenden Intensivstationen (VRE-Fälle pro 100 Patienten). (Adaptiert nach Gastmeier et al. 2014)

signifikante Rückgang um 1,5 Fälle pro Monat (p < 0,001) weist nach Einschätzung der Autoren darauf hin, dass eine nachhaltige und koordinierte Strategie solche Ausbrüche auch auf der Ebene eines großen Krankenhausverbunds eindämmen kann (Fournier et al. 2012). Ein ähnlicher Ausbruch in der Westschweiz (Region Lausanne) und dessen wirksame Kontrolle durch koordinierte, konsequente Isolierungsmaßnahmen wurden von Senn et al. (2013) beschrieben.

Thierfelder et al. (2012) beschreiben einen VRE-Ausbruch (VanB) am Universitätsspital Zürich, mit Schwerpunkt in der Herzchirurgie und 17 Fällen zwischen Dezember 2009 und Februar 2010. Vier Patienten erlitten VRE-Infektionen und vier Patienten verstarben. Der Ausbruch war mit relevanter Umfeldkontamination und ungenügender Händehygiene assoziiert. Gesteigerte Infektionskontrollmaßnahmen führten zu einer wirksamen Eindämmung dieses komplexen Ausbruchsgeschehens.

## 3.6 Maßnahmen zur Prävention und Kontrolle von VRE

### 3.6.1 Screening

Ein aktives mikrobiologisches Screening, d. h. Rektalabstriche oder Analyse von Stuhlproben generell bei Aufnahme (und ggf. bei Entlassung) oder bei Patienten mit Risikofaktoren für VRE (wie chronische behandlungspflichtige Erkrankungen mit wiederholten stationären Aufenthalten, Immunsuppression) ist in Bedeutung und Nutzen im Verhältnis zum Aufwand schon lange in Diskussion. H. Humphreys hat eine ausführliche Übersicht der Studienlage zum VRE-Screening ab 2000 bis Mitte 2014 vorgelegt (Humphreys 2014). Als Gruppen mit erhöhtem Risiko wurden intensiv- und dialysepflichtige Patienten, hämatologisch-onkologische und transplantierte Patienten und Patienten aus Langzeit-Pflegeeinrichtungen identifiziert. Ein aktives Screening wurde in einigen publizierten Studien als effektiv zur Reduktion von VRE-Kolonisierungen/-Infektionen bewertet, wobei generell die Studienqualität nicht das erforderliche Niveau erreicht, um solide Aussagen treffen zu können.

▶ Risikoadaptiertes Screening trägt zur Prävention von VRE v. a. durch ein erhöhtes Aufmerksamkeitsniveau und das Triggern von Kontroll-/Isolierungsmaßnahmen bei.

Mikrobiologisch ist der Einsatz von Selektivmedien überwiegend Standard, wobei der Zusatznutzen von molekularbiologischen Methoden wissenschaftlich ungeklärt ist (Humphreys 2014).

Im Rahmen eines dreimonatigen VRE-Screenings auf einer Intensivstation des Universitätsklinikums Aachen wurden VRE bei 15,1 % der Patienten nachgewiesen. Unter den VRE-Isolaten waren 56,5 % nosokomial übertragen worden, und in 33 % der Nachweise ging eine Vancomycin-Therapie voraus. In 5,4 % der VRE-Isolate wurde eine klinische Relevanz konstatiert, und es fand sich weder ein Zusammenhang zwischen vorausgegangener Kolonisierung und der Infektion durch VRE, noch ein Zusammenhang zwischen VRE-Nachweis und Mortalität. Aufgrund der Resultate entschied man sich in Aachen dafür, das VRE-Screening nicht weiterzuführen und betroffene Patienten ohne Einzelzimmerisolierung zu versor-

**Tab. 3.1** Risikobereiche und Risikopatientengruppen für VRE im Krankenhaus. (Nach Mutters et al. 2013)

| Risikobereiche | VRE-Risikopatienten |
|---|---|
| Hämatologie-Onkologie (immunsupprimierte Patienten Risikogruppe 2 und 3*, Transplantationseinheiten/-zimmer) | VRE-Infektion, insbesondere sezernierende Wunden (z. B. Schwerstbrandverletzte, Amputation) |
| Lebertransplantationsstationen und ITS/IMC mit hohem Anteil viszeralchirurgischer oder gastroenterologischer Patienten | VRE-Kolonisation mit Diarrhö, *C.-difficile*-Infektion, Stuhlinkontinenz (auch Enterostomata etc.) |
| Dialysestationen | VRE-kolonisierte Patienten mit mangelnder Compliance |

*Risikogruppe 2: schwere Immunsuppression/-defizienz, Risikogruppe 3:
sehr schwere Immunsuppression/-defizienz
*ITS* Intensivstation; *IMC* „intermediate care"

gen (Haefner et al. 2011). Demgegenüber stehen die o. g. Berichte
zu den Ausbrüchen in Paris, Lausanne und Zürich. Hier wurden
strenge Maßnahmen zur Kontrolle implementiert einschließlich eines konsequenten Screenings bei Risikopatienten (Fournier et al.
2012; Senn et al. 2013; Thierfelder et al. 2012).

Für die Diskussion in Deutschland haben Mutters et al. (2013)
die Sachlage dargestellt und im Sinne eines Expertenkonsensus
bewertet.

Die Autoren beschreiben die VRE-Risikobereiche und Risiko-
Patientengruppen im klinischen Setting (◉ Tab. 3.1).

Die KRINKO 2018 gibt den folgenden Risikoscore für die
Einschätzung des Risikos einer VRE-Besiedlung an:

- MRSA-Besiedelung in den vorangegangenen 12 Monaten (4 Punkte)
- Langzeit-Dialyse (3 Punkte)
- Übernahme aus einem Pflegeheim (3 Punkte)
- Einnahme von mehr als einem Antibiotikum in den letzten 30 Tagen (3 Punkte)
- Krankenhausaufenthalt in den vorangegangenen 12 Monaten (3 Punkte)
- Alter höher als 60 Jahre (2 Punkte)

In Abhängigkeit vom Cut-off für den Score lag die Sensitivität bei 44 % (Spezifität 98 %) bei einem Cut-off von > 9 Punkten und bei 75 % (Spezifität 92 %) bei einem Cut-off von > 6 Punkten für die Detektion von VRE-Trägern.

Praktisch können folgende Eckpunkte für die Resistenzprävention in Bezug auf VRE und Screening zusammengefasst werden:

- Die Notwendigkeit eines aktiven Screenings (Rektalabstrich, evtl. alternativ Stuhlproben; ggf. Wundabstriche) sollte unter Berücksichtigung der lokalen Gegebenheiten (Risikoprofil, epidemiologisches Umfeld) festgelegt werden.
- Ein Routinescreening ist in Hochrisikobereichen sinnvoll (v. a. Hämato-Onkologie – KMT/PBSZT mit immunsupprimierten Patienten der Risikogruppen 2 und 3 nach KRINKO, Lebertransplantation, ggf. auch bei Intensivtherapie mit hohem Anteil viszeralchirurgischer und gastroenterologischer Patienten), sowie frühzeitig bei einer (vermuteten) Ausbruchssituation.
- Bei Wiederaufnahme von Patienten mit VRE-Nachweis in der Anamnese sollten ein rektaler Abstrich und ggf. Abstriche von vormals positiven Körperstellen durchgeführt werden.
- Kontaktpatienten, die bei Feststellung einer VRE-Kolonisation/-Infektion im selben Zimmer lagen (> 24 h), werden auf VRE gescreent.
- Die KRINKO 2018 hebt in ihren Empfehlungen zu Hygienemaßnahmen zur Prävention der Infektion durch Enterokokken mit speziellen Antibiotikaresistenzen (d. h. Vancomycinresistenz aber auch Linezolidresistenz [LRE] oder kombinierte Linezolid- und Vancomycinresistzenz [LVRE] auf das Auftreten von Infektionen durch resistente Enterokokken ab und empfiehlt als Maßnahmen bei Auftreten einer oder mehrerer antibiotisch-therapiebedürftiger Infektionen in Populationen mit kolonisierten Patienten:
  - die Compliance mit Basishygiene, Bündeln zur Prävention Device-assoziierter Infektionen und Antibiotic Stewardship-Programme zu überprüfen und bei ungenügender Compliance Maßnahmen zu deren Verbesserung zu ergreifen.

- die Einführung, Schulung und Umsetzung eines Maßnah-
  menbündels, bestehend aus einer Auswahl (mindestens 2)
  der folgenden Komponenten
  - Screening
  - Isolierung
  - Antiseptisches Waschen
  - Einbeziehung der Patienten in Hygienemaßnahmen
  - intensivierte Reinigung und Desinfektion der Umgebung.

Die Maßnahmen sollen im Rahmen einer dynamischen Risikoanalyse evaluiert und angepasst werden.

**Risikogruppen der Immunsuppression nach KRINKO 2010**
- **Risikogruppe 1** (mittelschwer)
  - Granulozytopenie $< 0,5 \times 10^9/l$ bis zu 10 Tage
    (Leukopenie $<1 \times 10^9/l$)
  - Mangel an CD4-pos. T-Helfer-Zellen $< 250/\mu l$ (cave
    Normwerte bei Kindern)
  - Stammzelltransplantation bis 3 Monate nach intensi-
    ver Therapiephase
  - → Patienten mit mehr als einem Merkmal fallen unter
    Risikogruppe 2
- **Risikogruppe 2** (schwer)
  - Granulozytopenie $< 0,5 \times 10^9/l$ über mehr als 10 Tage
    (Leukopenie $< 1 \times 10^9/l$)
  - Schwere aplastische Anämie oder Makrophagen-Ak-
    tivierungssyndrom während intensiver immunsup-
    pressiver Therapie
  - Allogene KM- oder Stammzelltransplantation bis 6
    Monate nach Abschluss der intensiven Therapiephase
  - Akute stationäre Behandlungsphase bei autologer
    Stammzelltransplantation oder nach Transplantation
    solider Organe
- **Risikogruppe 3** (sehr schwer)
  - Allogene KMT/PBSCT in intensiver Therapiephase
  - Schwere „graft versus host disease" (GVHD) Grad III
    oder IV unter intensiver Immunsuppression

## 3.6.2 Hygiene-/Isolierungsmaßnahmen

Mutters et al. (2013) stellen als Expertenkonsens fest, dass die Unterbrechung von VRE-Infektionsketten durch eine konsequente und verbesserte Standardhygiene (Schwerpunkte: Händedesinfektion, gezielte Flächendesinfektion) zu erreichen sei.

Bei Risikopatienten bestehe ein erhöhtes Infektionsrisiko durch VRE, und daher sei es in bestimmten klinischen Situationen zum Schutz vor Infektionen bei diesen Patienten notwendig, intensivierte Hygienemaßnahmen im Sinne einer Kontaktisolierung einzuhalten (Tab. 3.2).

▶ Vor allem aus Nordamerika liegen zunehmend Berichte bzw. Publikationen vor, nach denen die Aufhe-

**Tab. 3.2** Hygienemanagement bei VRE im Krankenhaus-Setting. (Nach Mutters et al. 2013)

| | Stufe I<br>Basishygiene<br>(Normalstationen<br>und Ambulanzen) | Stufe II<br>Kontaktisolierung<br>(Risikopatienten[1] und<br>Risikobereiche[2,3]) |
|---|---|---|
| Räumliche oder organisatorische Isolierung (Bettplatzisolierung) | – | + |
| Handschuhe + Schutzkittel bei direktem Kontakt mit infektiösem Material | + | + |
| Mund-/Nasenschutz bei direktem Kontakt | – | – |
| Sanierung | – | – |

[1]Risikopatienten = infizierte Patienten, Patienten mit sezernierenden Wunden, kolonisierte Patienten mit Diarrhö, C.-*difficile*-assoziierte Diarrhö, Stuhlinkontinenz, Enterostoma, kolonisierte Patienten mit mangelnder persönlicher Hygiene
[2]Risikobereiche = Hämatologie-Onkologie (immunsupprimierte Patienten der Risikogruppen 2 und 3, Transplantationseinheiten/-zimmer), Lebertransplantationsstationen und Intensivstationen, „Intermediate-care"-Stationen (Überwachungsstation) mit hohem Anteil viszeralchirurgischer oder gastroenterologischer Patienten, Neonatologie und Dialyse
[3]In VRE-Ausbruchssituationen auch auf Normalstationen
+ empfohlen; – nicht empfohlen/Sanierung nicht möglich

bung von gegen VRE gerichteten Isolierungsmaßnahmen (contact precautions) nicht zu einem Anstieg der VRE-Infektionsraten geführt haben (Marra et al. 2018).

Nutzen und Risiken der Isolierung wurden auch von S. Karki und Co-Autoren diskutiert (Karki et al. 2015), die besonders auf die Option der horizontalen (generellen) Intervention durch antiseptische Waschungen aller Patienten in Risikobereichen hinweisen, ebenso auch auf die hohe Bedeutung des rationalen Einsatzes von Antibiotika (ABS). Diese Thematik wird auch aus deutscher Perspektive von M. Vehreschild und Co-Autoren aufgenommen (Vehreschild et al. 2019).

Zusätzlich zu der konsequenten Anwendung der Basishygienemaßnahmen, deren Bedeutung nicht hoch genug eingeschätzt werden kann, ist folgendes zu beachten:

- **Patienten- und personalzentrierte Maßnahmen**
  - Handschuhe: Tragen von medizinischen Einmalhandschuhen bei Kontakt mit dem Patienten oder der Patientenumgebung. Vor aseptischen Tätigkeiten am Patienten frische Handschuhe anziehen (Händedesinfektion).
  - Schutzkittel/-kleidung: Tragen eines geeigneten Ein- oder Mehrweg-Schutzkittels bei Kontakt mit dem Patienten. Nach Beendigung der Tätigkeit bzw. bei Verlassen des Patientenzimmers muss die Schutzkleidung entsorgt oder der Aufbereitung zugeführt werden; dabei Kontamination von Haut und Kleidung vermeiden und abschließend eine hygienische Händedesinfektion durchführen.
  - Der Patient (und seine Angehörigen) sollten über die Notwendigkeit der Händehygiene, die Übertragungswege und die von ihm ausgehenden Übertragungsrisiken informiert werden. Es sollte eine Anleitung zur Händehygiene erfolgen, gerade auch bei Toilettenbenutzung.
  - Zumindest in Risikobereichen (krankenhausspezifisch festzulegen) sollten die VRE-Träger räumlich getrennt von anderen Patienten untergebracht werden, möglichst in einem eigenen Zimmer mit eigener Nasszelle.

- Einzelzimmerunterbringung bei Patienten mit hohem Streupotenzial, z. B. bei infizierten sezernierenden Wunden, Diarrhö, Stuhlinkontinenz (ggf. bei Enterostoma) sowie bei kolonisierten Patienten mit fehlender Hygienecompliance (v. a. Demenz).
- Eine Kohortenisolierung ist in Absprache mit der Krankenhaushygiene grundsätzlich möglich.
- VRE-positive Patienten können das Zimmer nach Rücksprache mit dem Stationspersonal und ggf. Hygieneteam verlassen, wenn vorhandene Wunden abgedeckt sind und der Patient vor Verlassen des Zimmers eine Händedesinfektion durchführt.
- Medizinisch indizierte Transporte können selbstverständlich unter Beachtung der Standardhygiene durchgeführt werden (zuvor: Händedesinfektion; Information der Zieleinrichtung).
- Krankenblatt/Ambulanzkarte kennzeichnen (auch im EDV-System).
- Isolierzimmer kennzeichnen, z. B.: „Vor Eintritt bitte beim Stationspersonal melden".
- Besucher sollten auf das Übertragungsrisiko hingewiesen und in die korrekte Nutzung der Schutzausrüstung und insbesondere in die Durchführung der Händedesinfektion eingeführt werden.

• **Reinigung und Flächendesinfektion; Ver- und Entsorgung**
- Laufende Wischdesinfektion patientennaher Flächen; Schlussdesinfektion aller erreichbarer Flächen (außer: Wände, Decke).
- Patientenbezogener Einsatz von Arbeitsmaterialien/Medizinprodukten (z. B. Blutdruckmessgerät, Stethoskop, Stauschlauch, Fieberthermometer etc.).
- Angebrochene Verpackungen und offene Materialien, die in Patientennähe waren und nicht wischdesinfizierbar sind, nicht weiterverwenden (Handschuhboxen, Tupfer usw.).
- Wäsche, die nicht sichtbar mit infektiösem Material (z. B. Stuhl) kontaminiert ist, wird im Zimmer im normalen Wäschesack gesammelt. Wäsche bei Kontamination (z. B.

Stuhl, Erbrochenes) oder Gefahr der Durchfeuchtung im Patientenzimmer in einen geschlossenen Wäschesack mit einem zusätzlichen Plastiksack geben.

- Abfallentsorgung in aller Regel im normalen Krankenhausmüll (AS 18 01 04).
- Medizinische Instrumente wie üblich (trocken) ablegen und vorzugsweise thermisch nach Standard aufbereiten (www. rki.de).
- Geschirr kann ohne Vorbehandlung wie üblich in Spülmaschinen aufbereitet werden (Programm mit mindestens 60 °C).

Die Aufhebung oder Modifizierung der Hygienemaßnahmen erfolgt nach individueller Risikoanalyse.

## Literatur

Borgmann S, Schulte B, Wolz C et al (2007) Discrimination between epidemic and non-epidemic glycopeptide-resistant E. faecium in a post-outbreak situation. J Hosp Infect 67(1):49–55

Crouzet L, Rigottier-Gois L, Serror P (2015) Potential use of probiotic and commensal bacteria as non-antibiotic strategy against vancomycin-resistant enterococci. FEMS Microbiol Lett 362(8). https://doi.org/10.1093/femsle/fnv012

Empfehlung der Kommission für Krankenhaushygiene und Infektionsprävention (KRINKO) beim Robert Koch-Institut (2018) Hygienemaßnahmen zur Prävention der Infektion durch Enterokokken mit speziellen Antibiotikaresistenzen. Bundesgesundheitsbl 61:1310–1361

Fournier S, Brossier F, Fortineau N (2012) Long-term control of vancomycin-resistant Enterococcus faecium at the scale of a large multihospital institution: a seven-year experience. Euro Surveill 17(30):pii=20229

Gardete S, Tomasz A (2014) Mechanism of vancomycin resistance in staphylococcus aureus. J Clin Invest 124:2836–2840

Gastmeier P, Schröder C, Behnke M et al (2014) Dramatic increase in vancomycin-resistant enterococci in Germany. J Antimicrob Chemother 69(6):1660–1664

Haefner H, Scheithauer S, Lemmen SW (2011) Results of a 3 month universal Vancomycin-resistant enterococci screening of patients of an intensive care unit (ICU). DGHM PRP05

Humphreys H (2014) Controlling the spread of vancomycin-resistant enterococci. Is active screening worthwhile? J Hosp Infect 88:191–198

Karki S, Leder K, Cheng AC (2015) Should we continue to isolate patients with vancomycin-resistant enterococci in hospitals? Med J Aust 202(5):234–236

Klare I, Fleige C, Geringer U, Thürmer A, Bender J, Mutters NT, Mischnik A, Werner G (2015) Increased frequency of linezolid resistance among clinical Enterococcus faecium isolates from German hospital patients. J Glob Antimicrob Resist 3(2):128–131

Kommission für Krankenhaushygiene und Infektionsprävention beim Robert Koch-Institut (2010) Anforderungen an die Hygiene bei der medizinischen Versorgung von immunsupprimierten Patienten. Bundesgesundheitsbl 53:357–388

Klare I, Witte W, Wendt C, Werner G (2012) Vancomycin-resistente Enterokokken (VRE) – Aktuelle Daten und Trends zur Resistenzentwicklung. Bundesgesundheitsbl Gesundheitsforsch Gesundheitsschutz 55:1387–1400. https://doi.org/10.1007/s00103-012-1564-6

Li M, Lee K, Hsu M, Nau G, Mylonakis E, Ramratnam B (2017) Lactobacillus-derived extracellular vesicles enhance host immune responses against vancomycin-resistant enterococci. BMC Microbiol 17(1):66. https://doi.org/10.1186/s12866-017-0977-7

Marra AR, Edmond MB, Schweizer ML, Ryan GW, Diekema DJ (2018) Discontinuing contact precautions for multidrug-resistant organisms: a systematic literature review and meta-analysis. Am J Infect Control 46(3):333–340

Mutters NT, Mersch-Sundermann V, Mutters R et al (2013) Control of the spread of vancomycin-resistant enterococci in hospitals – epidemiology and clinical relevance. Dtsch Arztebl Int 110:725–731. https://doi.org/10.3238/arztebl.2013.0725

Remschmidt C, Schröder C, Behnke M, Gastmeier P, Geffers C, Kramer TS (2018) Continuous increase of vancomycin resistance in enterococci causing nosocomial infections in Germany – 10 years of surveillance. Antimicrob Resist Infect Control 7:54. https://doi.org/10.1186/s13756-018-0353-x. eCollection 2018

Senn L, Petignant C, Chabanel D, Zanetti G (2013) Control of an outbreak of vancomycin-resistant enterococci in several hospitals of western Switzerland. Rev Med Suisse 9(383):890–893

Thierfelder C, Keller PM, Kocher C et al (2012) Vancomycin-resistant Enterococcus. Swiss Med Wkly 142:w13540. https://doi.org/10.4414/smw.2012.13540

Tschudin Sutter S, Frei R, Dangel M et al (2010) Not all patients with vancomycin-resistant enterococci need to be isolated. Clin Infect Dis 51(6):678–683

Ulrich N, Vonberg RP, Gastmeier P (2017) Outbreaks caused by vancomycin-resistant Enterococcus faecium in hematology and oncology departments: A systematic review. Heliyon 3(12):e00473. https://doi.org/10.1016/j.heliyon.2017.e00473. eCollection 2017 Dec

Vehreschild M, Haverkamp M, Biehl LM, Lemmen S, Fätkenheuer G (2019) Vancomycin resistant enterococci (VRE) – a reason to isolate? Infection. https://doi.org/10.1007/s15010-018-1202-9. [Epub vor Druck]

Wagenvoort JHT, De Brauwera EIGB, Pendersa RJR et al (2011) Environmental survival of vancomycin-resistant Enterococcus faecium. J Hosp Infect 77:274–283

Werner G (2012) Vancomycin-resistente Enterokokken – Epidemiologie, Diagnostik, Typisierung, Trends. Krankenhaushyg up2date 7:291–301

Werner G, Fleige C, Geringer U et al (2011) IS element IS16 as a molecular screening tool to identify hospital-associated strains of Enterococcus faecium. BMC Infect Dis 11:80. https://doi.org/10.1186/1471-2334-11-80

Willems RJ, Top J, van Schaik W et al (2012) Restricted gene flow among hospital subpopulations of Enterococcus faecium. MBio 3:e00151–e00112. https://doi.org/10.1128/mBio.00151-12

# Multiresistente gramnegative Erreger (MRGN)

**4**

Frauke Mattner

## Inhaltsverzeichnis

F. Mattner (✉)
Institut für Hygiene, Kliniken der Stadt Köln, Köln, Deutschland
E-Mail: mattnerf@kliniken-koeln.de

© Springer-Verlag GmbH Deutschland, ein Teil von Springer Nature 2019  95
S. Schulz-Stübner et al. (Hrsg.), *Multiresistente Erreger*,
https://doi.org/10.1007/978-3-662-58213-8_4

▶ Gramnegative Erreger wie Enterobacteriaceae (*E. coli, K. pneumoniae* und andere) oder Nonfermenter (*P. aeruginosa, A. baumannii* und andere) können zu schweren nosokomialen Infektionen führen. Am häufigsten treten im Krankenhaus Harnwegsinfektionen, Pneumonien, Wundinfektionen oder Sepsen auf. Sind die jeweiligen Infektionserreger gegen bestimmte Antibiotikaklassen resistent, kann sie eine kalkulierte Therapie nicht erreichen und die Infektionen können einen schwereren Verlauf nehmen, als wenn sie durch einen empfindlichen Erreger ausgelöst worden wären. Von den Patienten, bei denen ein multiresistenter gramnegativer Erreger in klinischen Isolaten nachgewiesen wurde, entwickelten etwa die Hälfte aller Patienten eine Infektion. Sobald die Patienten systematisch auf MRGN gescreent werden, findet man mehr besiedelte als infizierte Patienten. Da es bei den gramnegativen Erregern eine Vielzahl von Spezies gibt und die einzelnen unterschiedlichste Antibiotikaresistenzen aufweisen können, wurden Definitionen von Multiresistenz erforderlich. Hier werden die Definitionen der KRINKO und der ESCMID vorgestellt. Entsprechend der Definitionen werden sowohl von der KRINKO als auch von der ESCMID Hygienemaßnahmen abgeleitet.

## 4.1    Gramnegative Stäbchen (GNE)

Zu den gramnegativen Erregern wird die aerob anzüchtbare Gruppe der Enterobacteriaceae (= Fermenter) und die der Nonfermenter gerechnet. Sie sind alle dadurch charakterisiert, dass sie nach Gram gefärbt als gramnegativ (= rosa) im mikroskopischen Bild erscheinen und die Form eines Stäbchens aufweisen. Aus einem klinischen Direktmaterial (z. B. Punktat, Blutkultur, Wundabstrich, Urin) kann diese Angabe bereits kurz nach Eintreffen der Probe im Labor dem Einsender des Materials gemacht (bzw. vom Einsender abgefragt) werden.

Welchen Nutzen hat diese Angabe für das Outcome einer Infektion? Gramnegative Stäbchen weisen recht charakteristische Antibiogramme auf, sodass bei Kenntnis dieser Information, bereits recht gezielt kalkuliert therapiert werden kann und sollte. Tab. 4.1 zeigt typische Empfindlichkeiten mit ihren intrinsischen Resistenzen nicht multiresistenter gramnegativer Stäbchen auf. In Tab. 4.1 sind nur die wichtigsten bakterizid wirkenden Antibiotikaklassen aufgeführt.

Aus Tab. 4.1 wird ersichtlich, dass für eine gramnegative Sepsis (Nachweis von gramnegativen Stäbchen aus der Blutkultur) mit dem Risiko einer Pseudomonasbeteiligung, ein pseudomonaswirksames Antibiotikum wie z. B. Meropenem oder Ciprofloxacin auch mit hoher Wahrscheinlichkeit eine Wirksamkeit gegen die häufigsten anderen gramnegativen Erreger zeigen würde. Liegt eine schwere Infektion bei einem Patienten mit geringer Pseudomonaswahrscheinlichkeit vor, werden mit einem Aminopenicillin + BLI bereits die meisten GNE erfasst.

Über die speziesspezifischen Antibiotikaresistenzen hinaus haben sich in den letzten Jahren zahlreiche andere Resistenzen entwickelt.

Eine gute erste Orientierung der Resistenzraten bestimmter Spezies sind über die EUCAST-Seite im Internet verfügbar (http://www.eucast.org/).

Eine hausinterne Resistenzstatistik liefert die Informationen, inwiefern die Antibiotikaempfindlichkeiten für bestimmte Erreger, die aus bestimmten Untersuchungsmaterialien der eigenen Einrichtung heraus kultiviert wurden, von den typischen in Tab. 4.1 aufgezeigten Empfindlichkeiten abweichen.

**Beispiel**

Zeigt die hausinterne Resistenzstatistik einen hohen (über 10 %) prozentualen Anteil einer Resistenz gegenüber Drittgenerations-Cephalosporinen, wäre das Aminopenicillin + BLI für eine kalkulierte Therapie möglicherweise nicht mehr sicher genug.

**Tab. 4.1** Standardantibiotikaempfindlichkeiten sensibler Stämme einiger GNE-Spezies

| Antibiotikumklasse | Antibiotikum | E. coli | Klebsiella K. spp. | E. cloacae C. freundii P. vulgaris | P. aeruginosa | A. baumannii |
|---|---|---|---|---|---|---|
| Penicilline | Aminopenicilline | + | - | - | - | - |
| | Aminopenicillin + BLI | + | + | + | - | + |
| | Piperacillin | + | - | - | + | - |
| | Piperacillin+ BLI | + | + | + | + | + |
| Cephalosporine | I. Generation (Cefazolin) | + | + | - | - | - |
| | II. Generation (Cefuroxim) | + | + | + außer P. vulgaris | - | - |
| | III. Generation (Ceftriaxon) | + | + | + | - | - |
| | Ceftazidim | + | + | + | + | - |
| | Cefepim | + | + | + | + | - |
| Carbapeneme | Imipenem Meropenem | + | + | + | + | + |
| | Etrapenem | + | + | + | - | + |
| Gyrasehemmer | Ciprofloxacin | + | + | + | + | + |

+ sensibel, − resistent, *BLI* Beta-Laktamase-Inhibitor

Für die Generationen der Cephalosporine sind typische Leitsubstanzen angegeben

## 4.2  Antibiotikaresistenzmechanismen bei gramnegativen Erregern (GNE)

Haben die wichtigsten molekularen Resistenzmechanismen von GNE zusammengestellt und kategorisiert. Diese sind in Tab. 4.2 dargestellt.

Tab. 4.2 zeigt, dass bisher sehr unterschiedliche Resistenzgene entdeckt worden sind. Darüber hinaus können bezüglich des ESBL-Resistenzmechanismus durch Punktmutationen weitere Resistenzgene entstehen. Phänotypisch und auch teilweise hinsichtlich der klinischen Wirksamkeit der Antibiotika zeigen sich aber häufig keine wesentlichen Unterschiede. Die meisten der Resistenzmechanismen münden im gleichen Phänotyp. Sie führen dann zum Beispiel bei Bildnern von ESBL oder AmpC-Betalaktamasen alle zu einer Klassenresistenz gegen alle Penicilline und Cephalosporine der I.–III. Generation. Somit gab es besonderes auf der Seite von Klinikern die Bestrebung, die Klassifikation zu vereinfachen. Hinsichtlich der Therapieoptionen sollten die noch wirksamen Antibiotikagruppen herausgestellt werden und hinsichtlich der Durchführung von Hygienemaßnahmen sollte festgelegt werden, bei welcher Kombination von Antibiotikaklassenresistenzen besondere Hygienemaßnahmen zur Verhinderung von Übertragungen auf andere Patienten eingesetzt werden sollten.

Dazu mussten zunächst einmal Definitionen einer Multiresistenz von gramnegativen Erregern erarbeitet werden.

## 4.3  Definition einer Multiresistenz von gramnegativen Stäbchen

Um Studien über Infektionen, Epidemiologie oder Therapie von multiresistenten gramnegativen Stäbchen miteinander besser vergleichen zu können, wurde von der ESCMID eine Definition von Multiresistenz entwickelt (Magiorakos et al. 2012). Diese Definitionen sind für Staphylokokken, Enterokokken, Enterobacteriaceae, *P. aeruginosa* und *A. baumannii* jeweils

**Tab. 4.2** Molekulare Resistenzmechanismen gramnegativer Erreger (Klassifizierung nach Bush (Bush et al. 1995; Walther-Rasmussen und Hoiby 2007))

| Bush-Jacoby-Medeiros-Gruppe | Molekulare Klasse (nach Ambler) | Synonym | Bevorzugte Substrate | Hemmbar durch | Repräsentative Enzyme (Beispiele) |
|---|---|---|---|---|---|
| 1 | C | | Cephalosporine | | Chromosomale AmpC von *Enterobacter spp.* |
| 2a | A | | Penicilline | Clav | Penicillinasen grampositiver Erreger |
| 2b(x) | A | Extended-beta-Laktamasen (ESBL), KPC-Carbapenemasen | Penicilline, Cephalosporine, Monobactame, Carbapeneme | (Clav) | TEM-1, TEM-2, SHV-1, KPC, CTX-M |
| 2c | A | | Penicilline, Carbenicillin | Clav | PSE-1, 3, 4 |
| 2d | D | | Penicilline, Cloxacillin | Clav | OXA-1, … 11, … 48 |
| 2e | A | | Cephalosporine | (Clav) | Cephalosporinase von *P. vulgaris* |
| 3 | B | Metallo-Betalaktamasen | Fast alle β-Laktame einschließlich Carbapenemen | EDTA | VIM, IMP, GIM, NDM-1 |

*Clav* Clavulansäure
Molekulare Klassen A, C und D – β-Laktamasen enthalten Serin im katalytischen Zentrum

einzeln zugeschnitten. Dazu wurden alle wirksamen Antibiotikaklassen und in diesen bestimmte Leitantibiotika (bis zu 28 verschiedene Substanzen) den Erregergruppen zu geordnet (Kap. 1). Dann wurde definiert, gegen wie viele Antibiotika in wie vielen Antibiotikaklassen ein Isolat resistent getestet werden müsste, um als MDR, XDR oder PDR bezeichnet zu werden. Tab. 4.3 gibt den hier wesentlichen Aspekt aus Tab. 1.1 in Kap. 1 wieder.

So ergibt sich

- eine MDR-Variante, wenn größer gleich 1 Antibiotikum in größer gleich 3 Antibiotikaklassen resistent sind,
- eine XDR, wenn größer gleich 1 Antibiotikum in allen bis auf höchstens 2 Antibiotikaklassen resistent sind und
- eine PDR bei Resistenz gegenüber allen aufgelisteten Antibiotika.

Damit ist diese Definition sehr differenziert, aber auch hochkomplex, sodass sie für den täglichen Gebrauch im Krankenhaus zur Ableitung etwaiger spezifischer Hygienemaßnahmen wenig praktikabel erscheint.

Eine stark vereinfachte Definition wurde zunächst von einer Arbeitsgruppe der Deutschen Gesellschaft für Hygiene und Mikrobiologie (DGHM), dann von der KRINKO des Robert Koch-Instituts (RKI) gegeben (Mattner et al. 2012; www.rki.de). Diese Definitionen hatten zum Zweck, dass auf dieser Grundlage spezielle Hygienemaßnahmen, mit dem Ziel Transmissionen auf andere Patienten zu verhindern, aufgebaut werden konnten.

Während in die Definitionen der ESCMID zu MDR, XDR oder PDR alle Antibiotikaklassen eingebunden wurden (Magiorakos et al. 2012), beschränkten sich die der Arbeitsgruppe der DGHM und der KRINKO dagegen nur auf die bakterizid wirksamen Antibiotika (Mattner et al. 2012; www.rki.de). Die Arbeitsgruppe der DGHM gibt darüber hinaus noch die Antibiotika vor, die zur phänotypischen Testung der Resistenzen genutzt werden sollten, um diese auch sicher detektieren zu können (Mattner et al. 2012; www.rki.de). Von beiden Arbeitsgruppen wurden

**Tab. 4.3** MDR-, XDR- und PDR-Definition von Enterobacteriaceae (Auszug aus Tab. 1.1)

| | | MDR | XDR | PDR |
|---|---|---|---|---|
| Enterobacteriaceae | Aminoglykoside<br>Anti-MRSA-Cephalosporine<br>Anti-Pseudomonas-Penicilline mit<br>β-Laktamase-Inhibitor<br>Carbapeneme<br>Cephalosporine der 1./2. Generation<br>Cephalosporine der 3./4. Generation<br>Cephamycine<br>Fluorchinolone<br>Folsäureantagonisten<br>Glykozykline<br>Monobaktame<br>Penicilline mit β-Laktamase-Inhibitor<br>Chloramphenicol<br>Fosfomycin<br>Polymyxin (Colistin)<br>Tetrazykline | Resistenz in<br>mindestens 3 der<br>gelisteten<br>Antibiotikaklassen | Resistenz gegen alle<br>außer 2 der<br>gelisteten<br>Antibiotikaklassen | Resistenz gegen alle der<br>gelisteten<br>Antibiotikaklassen |

| | Resistenz in mindestens 3 der gelisteten Antibiotikaklassen | Resistenz gegen alle außer 2 der gelisteten Antibiotikaklassen | Resistenz gegen alle der gelisteten Antibiotikaklassen |
|---|---|---|---|
| *Pseudomonas aeruginosa* | Aminoglykoside<br>Anti-Pseudomonas-Carbapeneme<br>Anti-Pseudomonas-Cephalosporine<br>Anti-Pseudomonas-Fluorchinolone<br>Anti-Pseudomonas-Penicilline mit β-Laktamase-Inhibitor<br>Monobaktame<br>Fosfomycin<br>Polymyxin (Colistin) | | |
| *Acinetobacter spp.* | Aminoglykoside<br>Anti-Pseudomonas-Carbapeneme<br>Anti-Pseudomonas-Cephalosporine<br>Anti-Pseudomonas-Fluorchinolone<br>Anti-Pseudomonas-Penicilline mit β-Laktamase-Inhibitor<br>Cephalosporine der 3./4. Generation<br>Folsäureantagonisten<br>Penicilline mit β-Laktamase-Inhibitor<br>Polymyxin (Colistin)<br>Tetrazykline | | |

die gramnegativen aeroben Stäbchenbakterien dann hinsichtlich ihres Resistenzverhaltens gegen die vier oben aufgeführten Antibiotikaklassen in 3- oder 4-MRGN zusammengefasst. Dabei sind bei den 3-MRGN die Erreger noch in einer Antibiotikagruppe sensibel, bei den 4-MRGN sind alle vier Antibiotikagruppen resistent. Eine Bewertung etwaiger Empfindlichkeiten gegenüber anderer Antibiotikagruppen (z. B. gegenüber Aminoglykosiden) wurde bewusst ausgeschlossen. Tab. 4.4 zeigt die Definition der KRINKO 2019.

Für die sehr spezielle Risikopopulation neonatologischer Patienten wurde darüber hinaus die Definition von 2-MRGN NeoPäd von der KRINKO eingeführt, da Chinolone in dieser Altersgruppe nicht eingesetzt werden sollen. Dabei werden für Enterobacteriaceae, *P. aeruginosa* und *Acinetobacter species* bei intermediär oder resistent getesteten Markerpenicillinen und Cephalosporinen diese Erreger bei sensibel getesteten Chinolonen und Carbapenemen als 2-MRGN NeoPäd bezeichnet. Aus dieser Definition werden dann spezielle Hygienemaßnahmen in Analogie zu den 3-MRGN abgeleitet.

> ▶ Die 4-MRGN sollten eine besondere infektions- und transmissionspräventive Beachtung erhalten. Für die Behandlung dieser Erreger stehen möglicherweise keinerlei bakterizide Therapieoptionen mehr zur Verfügung.

Werden diese Erreger auch noch übertragen, können weitere Patienten nur noch schwer oder gar nicht mehr antibiotisch therapierbare Infektionen erleiden.

Daher sollten Patienten, bei denen diese Erreger nachgewiesen wurden, so sicher versorgt werden, dass es zu keinen Übertragungen auf andere Patienten kommen kann.

## 4.4 Definition von Carbapenem-resistenten Enterobacteriaceae

Nicht nur *P. aeruginosa* oder *A. baumannii* sondern auch Enterobacteriaceae können Carbapenem-Resistenzen aufweisen. Während bei Pseudomonaden eine Carbapenem-Therapie nicht selten durch

**Tab. 4.4** KRINKO-Klassifikation der multiresistenten gramnegativen Erreger (MRGN)

| Antibiotikagruppe | Leitsubstanz | Enterobacteriaceae 3-MRGN | Enterobacteriaceae 4-MRGN | Pseudomonas aeruginosa 3-MRGN | Pseudomonas aeruginosa 4-MRGN | Acinetobacter spp. 3-MRGN | Acinetobacter spp. 4-MRGN |
|---|---|---|---|---|---|---|---|
| Acylureidopenicilline | Piperacillin | R | R | Nur eine der 4 Antibiotikagruppen wirksam | R | R | R |
| Cephalosporine der 3./4. Generation | Cefotaxim und/oder Ceftazidim | R | R | | R | R | R |
| Carbapeneme | Imipenem und/oder Meropenem | S oder I | R | | R | S oder I | R |
| Fluorchinolone | Ciprofloxacin | R | R | | R | R | R |

*3-MRGN* MRGN mit Resistenz gegen 3 der 4 Antibiotikagruppen
*4-MRGN* MRNG mit Resistenz gegen 4 der 4 Antibiotikagruppen ODER Enterobacteriaceae (z. B. *E. coli, K. pneumoniae*) mit einer Resistenz, die auf eine Carbapenemase hinweist bzw. deren Carbapenemasenachweis per PCR bestätigt wurde, unabhängig von der Empfindlichkeit der verbleibenden Antibiotikaklassen. Bei Unklarheiten der Einordnung in die 3- und 4-MRGN Klassen bietet das nationale Referenzzentrum ein online-verfügbares Programm an, in das man das Resistenzprofil eintragen kann (www.memiserf.medmikro.rub.de), woraufhin die Klassifikation herausgegeben wird oder weiterführende Spezialdiagnostik angeraten

eine Porindefizienz zu einer Resistenz führt, können bei etwa 50 %
der Carbapenem-resistenten Enterobakteriaceaen (CRE; CPE =
„Carbapenemase-producing enterobacteriaceae") Carbapenemasen
nachgewiesen werden (Kaase 2012).

Die am häufigsten nachweisebaren **Carbapenemasen** werden
in KPC („*Klebsiella pneumoniae* carbapenemase") (molekulare
Klasse A nach Ambler) und Metallo-β-Laktamasen (molekulare
Klasse B nach Ambler) wie NDM („New Delhi-β-laktamase"), VIM
(„Verona integron-encoded β-laktamase"), OXA („oxacillinase")
oder IMP („active on imipenem") klassifiziert (Gupta et al. 2011).

Die Enterobacteriaceaen mit den jeweiligen Carbapenemasen
zeigen eine auffällige internationale Verteilung in der Welt, KPC
sind in Nord- und Südamerika, aber auch in Europa und China
nachgewiesen worden. NDM sind in Indien hochprävalent und
wurden erstmalig in Pakistan, Indien und in Großbritannien nachgewiesen, OXA-48 wurde 2003 erstmalig in der Türkei nachgewiesen (Nordmann et al. 2011). Im Bericht des nationalen Referenzzentrums für gram-negative Erreger von 2017 wurde von
jährlich weiter ansteigenden Einsendungen berichtet, die in 2016
knapp 600 Isolate umfassten, bei denen Carbapenemasen nachweisbar waren (EpiBull 29.06.2017:26:229–233). Dabei war der
Resistenzmechanismus OXA-48 bei Enterobakterien am häufigsten, gefolgt von VIM-1, KPC-2 sowie NDM-1. Bei Pseudomonaden stand die VIM-2-Carbapenemase weit im Vordergrund und bei
*A. baumannii* OXA-23. CREs sind zunehmend weltweit in den
letzten Jahren aufgetreten und die führenden Gesundheitsorgani-
sationen CDC, ECDC, WHO haben umfangreiche Aktivitäten zur
Kontrolle dieser Erreger gestartet. Dazu gehört zuerst die Surveillance von Patienten mit diesen Erregern (Anonymous 2009).

Für deutsche Krankenhäuser können diese Erreger weiterhin
in den KISS-Modulen erfasst werden, wodurch ein Populations-
bezug ermöglicht wird und verlässliche epidemiologische Zahlen
offen verfügbar werden. Einerseits sind bei Auftreten dieser Erreger die Behandlungsoptionen massiv eingeschränkt, andererseits
werden aber 50 % Patienten aufgrund ihrer Besiedlungen mit
diesen Erregern fälschlicherweise antibiotisch behandelt (Rihani
et al. 2012), obwohl keine Infektion vorliegt.

Weisen die Enterobacteriaceaen eine Carbapenem-Resistenz auf, werden diese nach KRINKO bereits unabhängig davon ob eine zusätzliche Resistenz gegenüber Penicillinen oder Cephalosporinen vorliegt, bereits als 4-MRGN eingeordnet, um dementsprechend strikte Hygienemaßnahmen ableiten zu können. Dabei ist es unerheblich, ob zusätzlich eine ESBL, AmpC oder Ciprofloxacin-Resistenz vorliegt. Insofern ist der CRE-Begriff wesentlich enger gefasst und ist nicht mit einer Multiresistenz gleichzusetzen.

► Bei einem als CRE bezeichneten Erreger ist das Antibiogramm aufmerksam zu studieren, um nicht möglicherweise noch vorhandene Therapiemöglichen zu übersehen.

Entsprechend sind mikrobiologische Untersuchungen so durchzuführen, dass Carbapenem-Resistenzen auch sicher diagnostiziert werden. Dieses Vorgehen wurde von den CDC (Centers of Disease and Prevention) als Reaktion größerer CRE-Ausbrüche in den USA initiiert und empfohlen.

## 4.5   Epidemiologie der MRGN in Deutschland

In Deutschland verfügt das Krankenhaus-Infektions-Surveillance-System (KISS) über gute Daten zu im Krankenhaus erworbenen Infektionen (Maechler et al. 2014). Die dort dargestellten Daten basieren auf einheitlichen Definitionen, sodass zeitliche Verläufe und auch Stratifizierungen der Daten nach Krankenhausparametern zum vertraulichen Benchmarken validierbar sind. Gramnegative Erreger als Pathogene von Krankenhausinfektionen waren über die letzten Jahre stetig ansteigend. So stiegen z. B. die ESBL-bildenden *E. coli* und *K. pneumoniae* (ausgedrückt als resistent gegenüber Drittgenerations-Cephalosporinen) kontinuierlich bei Infektionen auf Intensivstationen an (Mattner et al. 2012).

Die KISS-Referenzwerte von 2013–2017 von allen Stationen zeigten eine Gesamtprävalenz von MRGN im Median von 0,59 pro 100 Patienten (arithmetisches Mittel 0,68 pro 100 Patienten), die damit etwas höher als die MRSA-Prävalenz lag(Median 0,54 pro 100 Patienten, arithmetisches Mittel 0,61 pro 100 Patienten) (www.nrz-hygiene.de. Zugegriffen am 16.09.2018). Dabei wurde eine Infektionsprävalenz im Median von 0,5 pro 100 Patienten für die MRGN angegeben, die damit deutlich höher als die durch MRSA (0,23 pro 100 Patienten) lag. Die 4-MRGN-Gesamtprävalenz lag im arithmetischen Mittel bei 0,04 pro 100 Patienten, wovon 0,01 pro 100 Patienten als nosokomial erworben eingestuft wurden. Damit lag ein 4-MRGN-Erwerb mit etwa einem Viertel deutlich höher als ein MRSA-Erwerb, der gemessen an der MRSA-Gesamtprävalenz bei weniger als 10 % lag. Die Infektionsprävalenz der 4-MRGN belief sich im arithmetischen Mittel auf 0,27 pro 100 Patienten, was in etwa der Hälfte aller identifizierten MRGN-Patienten entsprach.

## 4.6    Umweltresistenz der verschiedenen MR-gramnegativen Erreger

▶   Aerobe gramnegative Stäbchen weisen speziesabhängig unterschiedliche Umweltresistenzen auf. So überlebt *A. baumannii* viele Tage bis Monate auf unterschiedlichen Oberflächen (Wendt et al. 1997). *E. coli*, oder *P. aeruginosa* überleben vermutlich speziesabhängig nur wenige Stunden, können aber auch auf trockenen Oberflächen länger überdauern. *K. pneumoniae* kann über mehrere Tage bis Wochen auf unbelebten Oberflächen nachweisbar sein (Kramer et al. 2006; Tacconelli et al. 2014).

Untersucht man die patientennahen Flächen auf GNE, sind diese nur selten und zwar zu ca. 5 % aller Flächen mit den identischen GNE des jeweiligen Patienten kontaminiert (Tacconelli et al. 2014). Coliforme und eher empfindliche Erreger waren eher auf Flächen peripherer Stationen, *P. aeruginosa* und höher resistente GNE eher auf den Intensivstationen (und dort auch besonders in Abflüssen) nachweisbar.

▶   Auf Händen von Personal kann *A. baumannii* lange
nachweisbar bleiben.

Das Tragen von Ringen erhöht das Risiko, GNE an den Händen zu
tragen, dreifach. Ebenso erhöht das Tragen von künstlichen Finger-
nägeln das Risiko einer GNE-Besiedlung der Hand, wie auch die
Desinfizierbarkeit mit Händedesinfektionsmittel dann reduziert ist
(Tacconelli et al. 2014). Die Umweltresistenz der MR-Varianten
der GNE scheint identisch zu sein. MR-*K. pneumoniae* und MR-
*A. baumannii* weisen entsprechend ihrer antibiotikaempfindlichen
Varianten eine hohe bis sehr hohe Umweltresistenz auf.

## 4.7   Reservoire der MR-gramnegativen Erreger im Krankenhaus

Die Reservoire von MR-gramnegativen Erregern im Krankenhaus
sind besiedelte Patienten, bei nicht sorgfältig durchgeführter desin-
fizierender Aufbereitung eines Zimmers kontaminierte Oberflächen,
kontaminierte Medizinprodukte, Pflegeprodukte oder kontaminierte
Abflüsse. Von diesen Reservoiren können durch Handkontakte die
Erreger über die Hände auf die Patienten übertragen werden.
    Speziesabhängig werden die verschiedenen Reservoire unter-
schiedlich genutzt. So liegen die Reservoire bei *E. coli* ganz vorwiegend bei den Patienten selbst, bei Klebsiellen können gewisse Um-
gebungskontaminationen vorkommen, bei Pseudomonaden können
die Wasserreservoire kontaminiert sein und *A. baumannii* führt von
einer Patientenbesiedlung ausgehend grundsätzlich zu massiven
Kontaminationen in der Umgebung (Tacconelli et al. 2014).

## 4.8   Übertragbarkeit verschiedener MR-gramnegativer Erreger im Krankenhaus

Es liegen bislang nur sehr wenige Transmissionsstudien vor.
Insbesondere existieren zur Zeit keine Studien mit einem experimentellen Ansatz zur Klärung einer eventuellen Effektivität

bestimmter Hygienemaßnahmen. In einer Transmissionsstudie, die in Deutschland in einigen Intensivstationen durchgeführt wurde, wurden für die 10 häufigsten Erreger nosokomialer Infektionen die Transmissionsraten bestimmt. Dabei fiel auf, dass Enterokokken am häufigsten übertragen wurden, gefolgt von MRSA und später von GNE. Bei dieser Studie wurden lediglich die Transmissionsraten bestimmt, aber keine Intervention durchgeführt (Grundmann et al. 2005). Es ist zu unterscheiden, ob Transmissionen in einem endemischen oder epidemischen Setting untersucht werden. Die meisten verfügbaren Daten stammen von Ausbruchsuntersuchungen. Dabei wurden jeweils zahlreiche Hygienemaßnahmen zur Kontrolle der Ausbruchssituation durchgeführt, sodass es nur schwer möglich ist herauszufinden, welche der verschiedenen Maßnahmen denn besonders effektiv war. Aus dieser Datenlage heraus ergibt sich einerseits eine recht schlechte Übertragbarkeit von *E. coli*, eine leichtere Übertragbar von Klebsiellen und eine sehr leichte Übertragbarkeit von *A. baumannii*.

## 4.9 Hygienemaßnahmen zur Verringerung von MRGN im Krankenhaus

Als evidenzbasierte Hygienemaßnahmen kommen Händehygiene, Schulungen, Kontakthygienemaßnahmen, Einzelzimmerunterbringung, Desinfektion von Oberflächen (Zimmeraufbereitung und Unterhaltsreinigung) sowie „antibiotic stewardship" in Frage. Diese Maßnahmen werden erregerabhängig weiter unten im Einzelnen näher vorgestellt.

Um eine endemische von einer epidemischen Situation erkennen zu können, ist die Durchführung einer fortlaufenden Surveillance der MRGN erforderlich. Nur unter laufender epidemiologischer Kontrolle können Entwicklungen und die Effektivität von ergriffenen Maßnahmen erkannt werden. In endemischer Situation Patienten auf MRGN zu screenen, in welchen Settings und an welchen Körperstellen, wird weiterhin wissenschaftlich rege diskutiert. Empfohlen wird allerdings ein regelmäßiges Screening der Patien-

ten im Ausbruchsfall. Hier nimmt das Screening der Patienten insbesondere die Funktion des Nachweises ein, ob bzw. dass der Ausbruch kontrolliert ist, d. h., dass keine weiteren neuen Fälle mehr
auftreten. Mikrobiologisch sind Screeningkulturen zurzeit den molekularen Verfahren vorzuziehen (Tacconelli et al. 2014 geben zu
den gut validierten kulturellen Medien Hinweise). Die molekularen
Verfahren befinden sich aber in Entwicklung und werden sicherlich in Kürze weitere wertvolle Informationen liefern können. Die
KRINKO hat 2014 präzisiert, zusätzlich zu den ausländischen Patienten oder Reiserückkehrern aus Hochprävalenzländern mit Kontakt zum Gesundheitssystem in den vorausgegangenen 12 Monaten
und Kontaktpatienten zu Patienten mit einer 4MRGN-Besiedlung
(Pflege im gleichen Zimmer) folgende Patienten zu screenen, um
einer weiteren Ausbreitung entgegenwirken zu können:

> Patienten mit einem stationären Aufenthalt (>3 Tage) in den zu-
> rückliegenden 12 Monaten in einer Region mit erhöhter 4MRGN-
> Prävalenz. (EpiBull 21/26. Mai 2014:p183–184)

Mit dieser Empfehlung können Überwachungsmaßnahmen auch
innerhalb Deutschlands erfolgen, wenn sich regional der Verdacht
auf einen Ausbruch ergeben hat.

Ein Alert-System kann Patienten im Krankenhausinformati-
onssystem kennzeichnen, sodass Patienten mit einem MRGN bei
einer Wiederaufnahme gleich mit spezifischen Hygienemaßnahmen behandelt werden können. Dekolonisationsmöglichkeiten,
wie sie bei MRSA beschrieben und empfohlen werden, bestehen
bei MRGN bislang nicht (2012).

Für Enterobacteriaceae, Acinetobacter species und *P. aeruginosa*
mit Carbapenemresistenz wurde unlängst eine Labormeldepflicht
nach § 7 des Infektionsschutzgesetzes eingeführt. Diese gilt sowohl
für Infektionen als auch Kolonisationen (für *P. aeruginosa* nur in
Sachsen) (www.rki.de). Die neueren internationalen (EUCAST)
und nationalen (NAK) Bewertungssysteme zur Resistenztestung
werden demnächst bei weiterem Bestand der obigen Definitionen
zur Multiresistenz gram-negativer Erreger zu etwa 10 % weniger
Erregern führen, die als multiresistent eingestuft werden würden.

Es werden als intermediär (I) eingeschätzte Isolate, die für die obige Definition als resistent (R) gewertet wurden, zukünftig als „bei erhöhter Antibiotikakonzentration wirksam" klassifiziert. Die Umstellung ist für den 01.01.2019 und 01.01.2020 in zwei Stufen geplant und es sei darauf verwiesen, die entsprechenden Internetseiten des RKI, des NRZ Hygiene, des NRZ für gram-negative Erreger sowie der NAT zur Information zu nutzen.

## 4.9.1 Händehygiene

Über die 5 Momente der WHO (Kap. 1) hinaus ist der Gebrauch von Einmalhandschuhen zu überdenken. Die so genannten „contact precautions" (s. u.) erfordern den Gebrauch von Handschuhen (bereits bei Betreten des Patientenzimmers) (Siegel et al. 2007). Neue Händehygienecomplianceuntersuchungen haben ergeben, dass, sobald Einmalhandschuhe in Patientenzimmern getragen werden, die Händedesinfektionsindikation vor aseptischen Tätigkeiten besonders vernachlässigt wird. So kommt es zum Beispiel nach Kontakt mit dem MRGN auf der Körperoberfläche des Patienten oder den patientennahmen Oberflächen zu einer Kontamination des Einmalhandschuhs, mit dem dann eine Tätigkeit am Drei-Wege-Hahn durchgeführt wird.

Kann der Arbeitsfluss nicht unterbrochen werden, wäre die Desinfektion der behandschuhten Hände in dieser Situation eine Möglichkeit zur Verbesserung der Patientensicherheit.

▶      Somit kann das Tragen der Einmalhandschuhe zu einer Infektionsgefährdung eines zunächst lediglich besiedelten Patienten führen.

Auch nach Versorgung des Patienten werden die Handschuhe zwar abgelegt, eine Händedesinfektion nach Ablegen von Einmalhandschuhen wird aber häufig unterlassen. Somit kann es dann zu Übertragungen des betreffenden MRGN auf andere Patienten in Nachbarzimmern kommen, obwohl oder auch gerade weil Handschuhe getragen wurden (Scheithauer et al. 2010). Auf diese kritischen Punkte muss in regelmäßigen Schulungen explizit hingewiesen werden. Händehygienecompliancebeobachtungen sollten genau auf diese kritischen Punkte fokussieren und ein entsprechendes Feed-back anbieten.

### 4.9.2  Schulungen

Schulungen der Mitarbeiter über MRGN in allgemeinen sowie spezifischen Hygienemaßnahmen stellen eine grundlegende Voraussetzung für eine effektive Kontrolle endemischer sowie epidemischer Situationen dar. Die wissenschaftliche Evidenz hierzu ist im Vergleich zu anderen Maßnahmen hoch. Es bestehen allerdings keine Angaben zu den genauen Inhalten, didaktischen Methoden oder Frequenzen. Hier kann nur generell auf lernmethodische und Erkenntnisse des Change Managements verwiesen werden. Um eine wirkliche Implementierung der vielen erforderlichen einzelnen Maßnahmen erreichen zu können, bedarf es einer intensiven Intervention. Das Wissen muss immer wieder erneut vermittelt werden. Eine höhere Motivation, die Wissensvermittlung anzunehmen, besteht im Falle von Betroffenheit der Einzelnen, sodass einzelne Transmissionsereignisse sich gut eignen, um eine Schulung anzuschließen.

Auch das Auftreten einer Infektion bei zuvor über eine längere Zeit infektionsfreien besiedelten Patienten kann einen guten Anlass bieten, spezifische Infektionspräventionsmaßnahmen, beispielsweise den Umgang an Devices, erneut ins Bewusstsein zu holen.

Das Verhalten der Mitarbeiter sollte dann zeitnah widergespiegelt werden, was eine vorangehende Beobachtung oder Auditierung der Prozesse voraussetzt. Dabei sind die Schulungen den entsprechenden Berufsgruppen individualisiert anzupassen.

- Reinigungskräften sollte ein systematisch immer gleiches Vorgehen pro Zimmer vermittelt werden,
- Pflegepersonal sollte mit in Entscheidungen eingebunden werden und erfordert in der Wissensvermittlung fortlaufende Wiederholungen.
- Schulungen von Ärzten sollten ein wissenschaftlich hohes Niveau haben und sehr auf das Verständnis von Daten und Fakten ausgerichtet sein.

Es ist also wenig sinnvoll, alle Berufsgruppen grundsätzlich in einer einzigen Schulung zusammenzuführen.

### 4.9.3 Kontakthygienemaßnahmen

Wie in Kap. 1 beschrieben, stellen die Standardhygienemaßnahmen die Grundlage bei jeder Patientenversorgung dar. Darüber hinaus versteht man unter „contact precautions" (Barrieremaßnahmen) nach CDC folgendes Vorgehen (Siegel et al. 2007): Bei Betreten des Raums Ankleiden eines Kittels und Anlegen von Handschuhen und Verwendung von Einmalmaterialien bzw. Verwendung von Medizinprodukten (z. B. Stethoskop, Blutdruckmanschette u. a.), Medikamenten und sonstigen Gegenständen streng patientengebunden. Kittel und Handschuhe sind bei Verlassen des Raumes wieder abzulegen. Diese Empfehlung datiert von 2007, zu einem Zeitpunkt, als Studien zur Händehygiene noch nicht hervorgebracht hatten, dass das Tragen von Handschuhen durchaus Händedesinfektionen verhindern und damit sowohl weniger infektionspräventiv als auch weniger transmissionspräventiv wirken könnten. Bei hoch umweltresistenten Erregern kann aber dennoch das Tragen von Handschuhen weiterhin sinnvoll sein.

▶ Es ist darauf zu achten, dass nach Ablegen der Handschuhe jeweils sorgfältige Händedesinfektionen und – bei sichtbaren Kontaminationen auch eine Händewaschung mit Seife – erfolgen muss. Der Wechsel der Handschuhe ist entsprechend den 5 Momenten der Händehygiene der WHO auszuführen.

Die KRINKO hat diesem Wissen bereits Rechnung getragen und als Maßnahmen einer Isolierung nicht das Tragen von Handschuhen per se verlangt (2012). Weiterhin werden nach KRINKO zu Isoliermaßnahmen ein eigener Nassbereich, eine Informationspflicht über den Besiedlungsstatus bei Verlegung des Patienten, Flächendesinfektion nach einem Desinfektionsplan und die Durchführung einer Schlussdesinfektion nach Entlassung des Patienten hinzugezählt.

Kontakthygienemaßnahmen können optimal in Einzelzim-
mern umgesetzt werden. Diese sind jedoch nicht immer verfügbar. Es hat dann eine Risikoabschätzung unter Einbeziehung der
sonstigen Bettenbelegung zu erfolgen und es kann sich dann für
eine Kohortenbildung oder eine Mitversorgung von Patienten
ohne den jeweiligen Erreger entschlossen werden. Für letzteren
Fall muss ein sicherer Bettenabstand (nach CDC von mindestens
3 feet = 1 m) gewahrt werden, um zu verhindern, dass es zu Kontakten zwischen den Patienten bzw. Patientenflächen und Gegenständen kommt.

### 4.9.4 Einzelzimmerunterbringung

Während es keine Evidenz dafür gibt, dass eine Einzelzimmerunterbringung transmissionpräventiv bei MR-*E.*-*coli*-Patienten wirkt,
gibt es eine mäßige Evidenz dafür, dass eine Einzimmerunterbrin-
gung oder Kohortierung mit dem selben Erreger beim MR-*A. baumannii* oder MR-*K. pneumoniae* erfolgen sollte. Unzureichende
Evidenz gibt es für MR-*P. aeruginosa, B. cepacia* oder *S. maltophilia*. Isoliermaßnahmen nach KRINKO erfordern ein Einzelzimmer
oder eine Kohortenbildung (2012). Die Umsetzung dieser Maßnahmen erfolgt aber nach medizinischen Risikobereichen Tab. 4.5.

### 4.9.5 Schutzmaßnahmen beim Personal

Zu der konsequenten Anwendung der Standardhygienemaßnahmen sind in bestimmten Bereichen und bei hohem Streupotenzial aufgrund der Lokalisation der Erregerkolonisation/-infektion
oder mangelnder Compliance des Patienten die folgenden, **besonderen Hygienemaßnahmen** erforderlich:

- Handschuhe: Tragen von Handschuhen bei direktem Kontakt
  mit dem Patienten oder der Patientenumgebung/Handkon-
  taktflächen. Vor aseptischen Tätigkeiten am Patienten frische
  Handschuhe anziehen.

**Tab. 4.5** Übersicht über Maßnahmen zur Prävention der Verbreitung von MRGN. (Adaptiert nach KRINKO 2012)

| Erreger | Aktives Screening und präemptive Einleitung besonderer Hygienemaßnahmen[1] | Präventionsmaßnahmen | | Sanierung |
|---|---|---|---|---|
| | | Normalbereiche | Risikobereiche[2] | |
| 3-MRGN-*E. coli* | Nein | Standardhygiene* | Standardhygiene* | Nicht empfohlen |
| 4-MRGN-*E. coli* | Risikopopulation[3] (rektal, ggf. Urin, Wunden) | Besondere Hygienemaßnahmen | Besondere Hygienemaßnahmen | Nicht empfohlen |
| 3-MRGN-*A. baumannii* | Nein | Besondere Hygienemaßnahmen | Besondere Hygienemaßnahmen | Ungeklärt |
| 4-MRGN-*A. baumannii* | Risikopopulation[3] (Rachen, Haut) | Besondere Hygienemaßnahmen | Besondere Hygienemaßnahmen | Ungeklärt |
| 3-MRGN-*Klebsiella spp.* | Nein | Besondere Hygienemaßnahmen | besondere Hygienemaßnahmen | Nicht empfohlen |
| 4-MRGN-*Klebsiella spp.* | Risikopopulation[3] (rektal, ggf. Urin, Wunden) | Besondere Hygienemaßnahmen | Besondere Hygienemaßnahmen | Nicht empfohlen |
| 3-MRGN-*Serratia marcescens* | Nein | Besondere Hygienemaßnahmen | Besondere Hygienemaßnahmen | Nicht empfohlen |
| 4-MRGN-*Serratia marcescens* | Risikopopulation[3] (rektal) | Besondere Hygienemaßnahmen | Besondere Hygienemaßnahmen | Nicht empfohlen |
| 3-MRGN-*Enterobacter spp.* | Nein | Standardhygiene* | Standardhygiene* | Nicht empfohlen |

| | | | | |
|---|---|---|---|---|
| 4-MRGN-*Enterobacter spp.* | Risikopopulation³ (rektal) | Besondere Hygienemaßnahmen | Besondere Hygienemaßnahmen | Nicht empfohlen |
| Andere 3-MRGN-Enterobacteriaceae | Nein | Standardhygiene* | Standardhygiene* | Nicht empfohlen |
| Andere 4-MRGN-Enterobacteriaceae | Risikopopulation³ (rektal) | Besondere Hygienemaßnahmen | Besondere Hygienemaßnahmen | Nicht empfohlen |
| 3-MRGN-*P. aeruginosa* | Nein | Standardhygiene* | Besondere Hygienemaßnahmen | Nicht empfohlen |
| 4-MRGN-*P. aeruginosa* | Risikopopulation³ (rektal, Rachen) | Besondere Hygienemaßnahmen | Besondere Hygienemaßnahmen | Nicht empfohlen |

[1]Unter präemptiver Einleitung besonderer Hygienemaßnahmen ist die Unterbringung des Patienten im Einzelzimmer und Durchführung der erforderlichen Barrieremaßnahmen mindestens bis zum Vorliegen des Screeningergebnisses zu verstehen

[2]Zu Risikobereichen gehören Bereiche in denen Patienten mit Risikofaktoren für Infektionen gepflegt und behandelt werden, z. B. Intensivstationen, hämatologisch-onkologische Stationen, Neonatologien u. ä

[3]Zu Risikopatienten gehören alle Patienten die in den letzten 12 Monaten in Krankenhäusern oder medizinischen Einrichtungen mit bekannt hoher MRGN-Prävalenz behandelt wurden; Patienten, die zu 4-MRGN-positiven Patienten Kontakt hatten und mehr als 24 h im gleichen Zimmer gepflegt wurden, und solche mit anamnestischer Besiedlung oder Infektion mit MRGN

*Bei hohem Streupotenzial aufgrund der Lokalisation der Erregerkolonisation/-infektion oder mangelnder Compliance des Patienten besondere Hygienemaßnahmen

- Schutzkittel: Tragen eines Schutzkittels bei direktem Kontakt mit dem Patienten.
- Schutzkleidung nach Beendigung der Tätigkeit bzw. bei Verlassen des Patientenzimmers entsorgen, dabei Kontamination von Haut und Kleidung vermeiden.

### 4.9.6 Zimmeraufbereitung und Unterhaltsreinigung

Die Unterhaltsreinigung sollte in Desinfektionsplänen festgelegt werden. Die zu verwendenden Flächendesinfektionsmittel sollten sicher die jeweiligen Erreger erfassen, was bei RKI- oder VAH-gelisteten Desinfektionsmitteln der Fall ist. Insbesondere Desinfektionsmittel auf alkoholischer Basis sind schnell im direkten Patientenumfeld anwendbar. Gewisse Oberflächen sind leider nicht alkoholbeständig. Hier ist den Herstellerangaben zu folgen. Am besten werden nur Medizinprodukte beschafft, die sich durch leicht und sicher anwendbare Flächendesinfektionsmittel schnell desinfizieren lassen.

Nach Entlassung des Patienten hat eine sorgfältige desinfizierende Zimmeraufbereitung zu erfolgen. Alle Einmalprodukte, die möglicherweise während des Patientenaufenthaltes kontaminiert worden sein könnten sind zu verwerfen. Um das zu gewährleisten sollten in Patientenzimmern nur die Tagesbedarfe an Einmalmaterialien bevorratet werden. Alle Oberflächen sind wischzudesinfizieren. Dabei ist insbesondere darauf zu achten, dass die Zuständigkeiten für die Aufbereitung nicht nur klar geklärt sind, die Einhaltung sollte darüber hinaus auch kontrolliert werden.

▶ Ein häufiger Fehler bei der Aufbereitung von Bettplätzen oder Zimmern besteht darin, dass nur gewisse Aufgaben von den Reinigungskräften übernommen werden und Servicekräfte die Pflegekräfte für bestimmte Aufgaben entlasten, die Schnittstellen aber nicht vollends geklärt sind bzw. variabel von verschiedenen Personen und Stationen ausgeführt werden.

## 4.9.7 Antibiotic stewardship

Die Empfehlung der ESCMID empfiehlt zur Kontrolle der MRGN die Implementierung und Anwendung von Antibiotika-kontrollmaßnahmen mit wissenschaftlich hoher Evidenz. Insbesondere sind Restriktionen gewisser Antibiotikagruppen für die kalkulierte Therapie in Abhängigkeit des jeweiligen multiresistenten GNE effektiv, um ein hohes endemisches Niveau zu senken oder auch um in einer Ausbruchssituation einen gewissen Erfolg zu erzielen (Tacconelli et al. 2014). Wie im Einzelnen interveniert werden könnte oder sollte, ist Gegenstand eines Antibiotic-stewardship-Programms (Kap. 6).

Zusammenfassend stellt die ESCMID-Empfehlung die moderat evidenzbasierten Empfehlungen geordnet nach den Erregern MDR-E. coli, MDR-Enterobacteriaceae, ESBL-*K. pneumoniae*, MR-*A. baumannii*, MR-*P. aeruginosa*, *S. maltophilia* und *B. cepacia* zusammen. Entsprechend des GRADE-Vorgehens zur Erarbeitung von evidenzbasierten Empfehlungen werden die wissenschaftlichen Evidenzen für die einzelnen Maßnahmen dargestellt und dann bewertet. (Tab. 4.6, 4.7, 4.8 und 4.9).

**Tab. 4.6** Hygienemaßnahmen bei Besiedelung oder Infektion mit ESBL-produzierenden Enterobacteriaceae (verkürzt aus Tacconelli et al. 2014): wissenschaftliche Evidenz und Grad der Empfehlung (Empfehlungsgrade nach GRADE: mäßig, unter Vorbehalt und stark)

| Hygienemaßnahme | Wissenschaftliche Evidenz | Empfehlung |
|---|---|---|
| Händehygiene | Mäßig | Stark |
| Kontaktschutzmaßnahmen (außer *E. coli*) | Mäßig | Stark |
| Kennzeichnungssystem (außer *E. coli*) | Mäßig | Unter Vorbehalt |
| Einzelzimmer (außer *E. coli*) | Mäßig | Unter Vorbehalt |
| Schulung | Mäßig | Unter Vorbehalt |
| Reinigung und Flächendesinfektion | Mäßig | Unter Vorbehalt |
| Antimicrobial stewardship | Mäßig | Stark |

**Tab. 4.7** Hygienemaßnahmen bei Besiedelung oder Infektion mit MDR-*Klebsiella pneumoniae* (verkürzt aus Tacconelli et al. 2014): wissenschaftliche Evidenz und Grad der Empfehlung (Empfehlungsgrade nach GRADE: mäßig, unter Vorbehalt und stark)

| Hygienemaßnahme | Evidenz | Empfehlung |
|---|---|---|
| Händehygiene | Mäßig | Stark |
| Kontaktschutzmaßnahmen | Mäßig | Stark |
| Kennzeichnungssystem | Mäßig | Unter Vorbehalt |
| Einzelzimmer | Mäßig | Stark |
| Schulung | Mäßig | Unter Vorbehalt |
| Reinigung und Flächendesinfektion | Mäßig | Unter Vorbehalt |
| Antimicrobial stewardship | Mäßig | Unter Vorbehalt |

**Tab. 4.8** Hygienemaßnahmen bei Besiedelung oder Infektion mit MDR-*Pseudomonas aeruginosa* (verkürzt aus Tacconelli et al. 2014): wissenschaftliche Evidenz und Grad der Empfehlung (Empfehlungsgrade nach GRADE: mäßig, unter Vorbehalt und stark)

| Hygienemaßnahme | Evidenz | Empfehlung |
|---|---|---|
| Händehygiene | Mäßig | Stark |
| Contact precautions | Mäßig | Stark |
| Alert-System | Offene Frage | |
| Isolation room | Nicht verfügbar | Unter Vorbehalt |
| Schulung | Mäßig | Unter Vorbehalt |
| Reinigung und Flächendesinfektion | Mäßig | Unter Vorbehalt |
| Antimicrobial stewardship | Mäßig | Unter Vorbehalt |

**Tab. 4.9** Hygienemaßnahmen bei Besiedelung oder Infektion mit MDR-*Acinetobacter baumannii* (verkürzt aus Tacconelli et al. 2014): wissenschaftliche Evidenz und Grad der Empfehlung (Empfehlungsgrade nach GRADE: mäßig, unter Vorbehalt und stark)

| Hygienemaßnahme | Evidenz | Empfehlung |
|---|---|---|
| Händehygiene | Mäßig | Stark |
| Contact precautions | Mäßig | Stark |
| Alert-System | Mäßig | Stark |
| Isolation room | Mäßig | Stark |
| Schulung | Mäßig | Stark |
| Reinigung und Flächendesinfektion | Mäßig | Stark |

# Literatur

Anonymous (2009) Guidance for control of infections with carbapenem-resistant or carbapenemase-producing Enterobacteriaceae in acute care facilities. MMWR Morb Mortal Wkly Rep 58:256–260

Bush K, Jacoby GA, Medeiros AA (1995) A functional classification scheme for beta-laktamases and its correlation with molecular structure. Antimicrob Agents Chemother 39:1211–1233

Grundmann H, Barwolff S, Tami A (2005) How many infections are caused by patient-to-patient transmission in intensive care units? Crit Care Med 33:946–951

Gupta N, Limbago BM, Patel JB, Kallen AJ (2011) carbapenem-resistant enterobacteriaceae: epidemiology and prevention. Clin Infect Dis 53:60–67

Kaase M (2012) Carbapenemasen bei gramnegativen Erregern in Deutschland. Bundesgesundheitsbl Gesundheitsforsch Gesundheitsschutz 55:1401–1404

Kramer A, Schwebke I, Kampf G (2006) How long do nosocomial pathogens persist on inanimate surfaces? A systematic review. BMC Infect Dis 6:130

KRINKO (2012).

KRINKO (2019) Ergänzung zur Empfehlung der KRINKO „Hygienemaßnahmen bei Infektionen oder Besiedlung mit multiresistenten gram-negativen Stäbchen" (2012) im Zusammenhang mit der von EUCAST neu definierten Kategorie „I" bei der Antibiotika-Resistenzbestimmung: Konsequenzen für die Definition von MRGN. Epid Bull 9:82–83

Maechler F, Pena Diaz LA, Schroder C et al (2014) Prevalence of carbapenem-resistant organisms and other Gram-negative MDRO in German ICUs: first results from the national nosocomial infection surveillance system (KISS). Infection 43(2):163–168

Magiorakos AP, Srinivasan A, Carey RB et al (2012) Multidrug-resistant, extensively drug-resistant and pandrug-resistant bacteria: an international expert proposal for interim standard definitions for acquired resistance. Clin Microbiol Infect 18:268–281

Mattner F, Bange FC, Meye E et al (2012) Preventing the spread of multidrug-resistant gram-negative pathogens: recommendations of an expert panel of the German Society For Hygiene and Microbiology. Dtsch Arztebl Int 109:39–45

Nordmann P, Naas T, Poirel L (2011) Global spread of Carbapenemase-producing Enterobacteriaceae. Emerg Infect Dis 17:1791–1798

Rihani DS, Wallace MR, Sieger BE et al (2012) Over-treatment of carbapenemase-producing Enterobacteriaceae. Scand J Infect Dis 44:325–329

Scheithauer S, Oberrohrmann A, Haefner H et al (2010) Compliance with hand hygiene in patients with meticillin-resistant Staphylococcus aureus and extended-spectrum beta-laktamase-producing enterobacteria. J Hosp Infect 76:320–323

Siegel JD, Rhinehart E, Jackson M, Chiarello L (2007) 2007 Guideline for isolation precautions: preventing transmission of infectious agents in health care settings. Am J Infect Control 35:65–164

Tacconelli E, Cataldo MA, Dancer SJ et al (2014) ESCMID guidelines for the management of the infection control measures to reduce transmission of multidrug-resistant Gram-negative bacteria in hospitalized patients. Clin Microbiol Infect 20(Suppl 1):1–55

Walther-Rasmussen J, Hoiby N (2007) Class A carbapenemases. J Antimicrob Chemother 60:470–482

Wendt C, Dietze B, Dietz E, Ruden H (1997) Survival of Acinetobacter baumannii on dry surfaces. J Clin Microbiol 35:1394–1397

# Tuberkulose

**5**

## Rolf Mahlberg

## Inhaltsverzeichnis

R. Mahlberg (✉)
Onkologisches Zentrum, Klinikum Mutterhaus der Borromäerinnen,
Trier, Deutschland
E-Mail: Mahlberg@mutterhaus.de

© Springer-Verlag GmbH Deutschland, ein Teil von Springer Nature 2019     123
S. Schulz-Stübner et al. (Hrsg.), *Multiresistente Erreger*,
https://doi.org/10.1007/978-3-662-58213-8_5

▶ Am 24. März 1882 gab Robert Koch die Entdeckung des
    Tuberkuloseerregers vor der Physiologischen Gesell-
    schaft in Berlin bekannt. Der Nachweis gelang durch
    ein bestimmtes Färbeverfahren. Die Färbemethode
    erfolgte durch Anwendung von alkalischer Methylen-
    blau-Lösung und Bismarck braun. Die Färbemethoden
    wurden von Paul Ehrlich, Franz Ziehl und Adolf Neel-
    sen durch Ent- und Nachfärbungen mithilfe eines Ge-
    misches aus Säuren und Anilin-Farbstoffen modifiziert
    und kommt heute noch als Ziehl-Neelsen-Färbung zur
    Anwendung. Das folgende Kapitel erläutert den aktuel-
    len Stand der Epidemiologie und Klinik der Tuberkulose
    sowie die Grundsätze der Therapie. Spezielle Therapie-
    empfehlungen finden sich im separaten Band Therapie
    bei MRE.

## 5.1    Epidemiologie

Nach der Entdeckung von *Mycobacterium tuberculosis* 1882
war in Deutschland und in vergleichbaren Industrienationen ein
Rückgang der Infektionskrankheit um die Hälfte pro Jahrzehnt zu
verzeichnen. Zwischen 1974 und 1991 nahm die Tuberkulose in
Westeuropa durchschnittlich jährlich um 5,4 % ab.

▶ Aktuell ist weltweit schätzungsweise 1/3 der Mensch-
    heit mit Tuberkulosebakterien infiziert, wovon ca.
    5–10 % im Laufe ihres Lebens an aktiver Tuberkulose
    erkranken. 95 % dieser Erkrankungen und die meisten
    Todesfälle betreffen die armen Länder.

Die Mortalität und Morbidität haben in den Industrienationen in
den letzten Jahren weiterhin kontinuierlich abgenommen. Hin-
geben stellt die Tuberkulose in den sog. Entwicklungsländern
mit 8,6 Mio. Neuerkrankungen und 1,3 Mio. Toten jährlich eine
der häufigsten Infektionskrankheiten dar. Die Hauptgründe hier

liegen zum einen in einer unzureichenden Gesundheitsversorgung sowie zum anderen in der hohen Prävalenz der HIV-Infektion. Dem Bericht zur Epidemiologie der Tuberkulose in Deutschland für 2013 des Robert Koch-Institutes ist zu entnehmen, dass in 2013 4318 Tuberkulosefälle registriert wurden, was einer Inzidenz von 5,3 Neuerkrankungen pro 100.000 Einwohner entspricht. Die Fallzahlen liegen somit um 2,4 % höher als im Vorjahr (2012 4217 Erkrankungen Inzidenz 5,2 pro 100.000 Einwohner) und sind vergleichbar mit jenen aus dem Jahr 2011. Damit wurde nach langjährig rückläufigen Zahlen ein Plateau erreicht.

▶   Die Analyse demographischer Daten zeigt, dass Männer häufiger erkranken als Frauen.

Dieser geschlechtsspezifische Unterschied zeigt sich vor allem in der höheren Erkrankungshäufigkeit bei Männern ab dem 40. Lebensjahr. Analysiert man die Staatszugehörigkeit, so betrug die Inzidenz bei ausländischen Staatsbürgern 26,5 pro 100.000 Einwohner und war mehr als 9-mal so hoch wie in der deutschen Bevölkerung mit einer Inzidenz von 2,8. Diese Diskrepanz hat sich gegenüber dem Vorjahr verstärkt. Insgesamt sind 51,6 % aller Erkrankten deutsche Staatsangehörige, 48,4 % waren ausländische Staatsangehörige. Die Erkrankung ausländischer Staatsbürger weist eine wesentlich jüngere Altersstruktur auf (Altersmedian 35 Jahren gegenüber 59 Jahren). Zu den am häufigsten angegebenen Geburtsländern zählen die Türkei sowie Nachfolge-Staaten der ehemaligen Sowjetunion. Die Lunge stellt mit einem Anteil von 76,9 % das am häufigsten betroffene Organ dar. Die Inzidenz der offenen Form der **Lungentuberkulose** lag mit 3,2 pro 100.000 Einwohner deutlich über der der geschlossenen Form mit einer Inzidenz von 0,8 auf 100.000 Einwohner.

▶   Bei mehr als 1/3 der Lungentuberkulosen (35,8 %) lag die besonders ansteckende, mikroskopisch positive Form vor.

Eine ausschließlich **extrapulmonale Tuberkulose** wurde in 23,1 % der Fälle beschrieben, wobei sich gut die Hälfte dieser Fälle in Erkrankungen der Lymphknoten äußert.

Der Anteil von Erkrankungen durch **multiresistente Stämme** (mindestens gleichzeitige Resistenz gegenüber Isoniazid und Rifampicin) liegt bei 3,4 % und ist damit gegenüber dem Jahr 2012 mit 2,1 % deutlich angestiegen. Unter den Patienten, die aus den Nachfolgestaaten der Sowjetunion stammen, war der Anteil an multiresistenter Tuberkulose mit Abstand am höchsten (18,2 % gegenüber 0,7 % bei in Deutschland geborenen Patienten) (Abb. 5.1 und 5.2).

▶    Erstmals wurden 2013 in den Meldedaten auch drei
     Erkrankungen an extensiv-resistenter Tuberkulose
     erfasst.

Ein krankheitsbedingter Tod an einer Tuberkulose wurde insgesamt bei 146 Fällen registriert, dies entspricht einer Mortalität

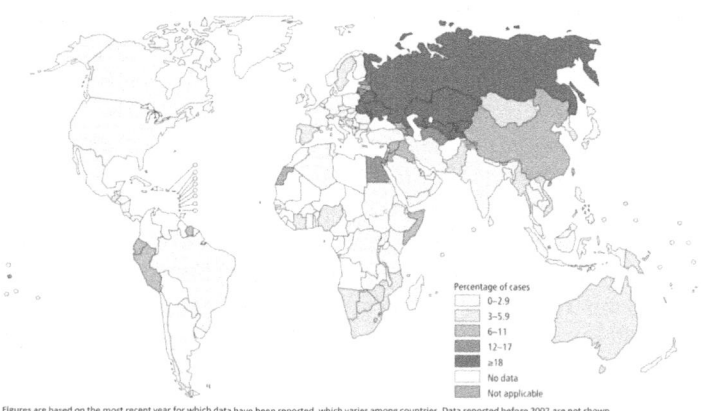

**Abb. 5.1** Prozentualer Anteil an Multiresistenter TBC an neu diagnostizierten Fällen

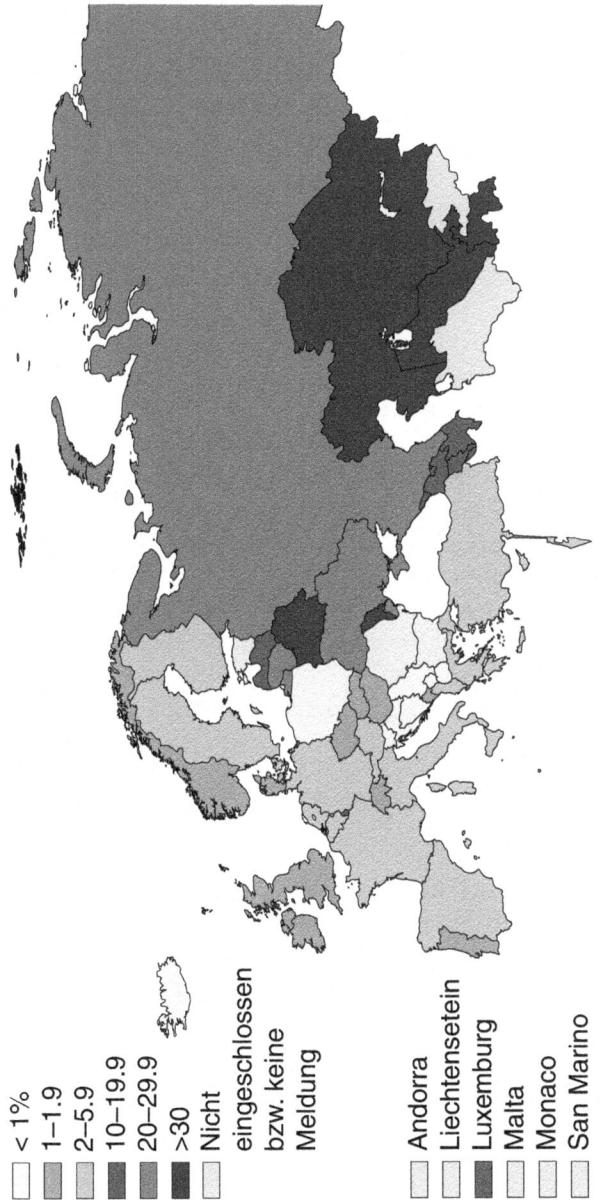

**Abb. 5.2** Prozentualer Anteil von multiresistenter Tbc an allen diagnostizierten Tbc-Fällen in Europa 2011 entnommen aus ein TBNET-Consensus Statement

von 0,2 Todesfällen pro 100.000 Einwohner. Die Letalität lag bei 3,4 %, wobei diese mit 10,6 % bei Patienten über 80 Jahren am häufigsten war. Bei Kindern und jungen Erwachsenen unter 20 Jahren wurden keine Todesfälle registriert.

**Formen der Resistenz nach WHO**

- **Monoresistenz** („single drug resistance"; SDR): In-vitro-Resistenz gegenüber einem Erstrangmedikament
- **Polyresistenz**: („poly drug resistance"; PDR): In-vitro-Resistenz gegenüber zwei Erstrangmedikamenten, jedoch nicht INH und Rifampicin
- **Multiresistenz** („multidrug resistance"; MDR): In-vitro-Resistenz gegenüber mindestens INH und Rifampicin
- **Extensive Resistenz** („extensive drug resistance", XDR): In-vitro-Resistenz gegenüber mindestens INH und Rifampicin plus einem Fluorchinolon plus einem der injizierbaren Medikamente Amikacin, Capreomycin oder Kanamycin
- **Totale Resistenz** („total drug resistance"): In-vitro-Resistenz gegenüber allen Erst- und Zweitrangmedikamenten

Das abschließende **Behandlungsergebnis** einer Tuberkulose kann i. d. R. erst nach dem Ablauf eines Jahres beurteilt werden. Von den im Jahr 2012 dokumentierten 4217 Erkrankungsfällen lagen Informationen zur Behandlung bei 91,8 % vor. Hierbei wurde in 79,3 % die Therapie erfolgreich beendet, in 16 % war die Behandlung aus unterschiedlichen Gründen nicht erfolgreich. In 3,8 % der Fälle dauert die Behandlung noch an und in 0,9 % konnte das Behandlungsergebnis nicht ermittelt werden.

## 5.2   Risikogruppen

Zu den Risikogruppen (Faktoren für eine Tuberkulose) zählen:

- HIV-Infizierte (die Tuberkulose stellt eine der häufigsten Todesursachen bei AIDS-Patienten dar)
- Andere Formen der Immunsuppression
- Drogenabhängigkeit
- Alkoholkrankheit
- Obdachlosigkeit und Unterernährung
- Migranten aus Hochprävalenzländern
- Gefängnisinsassen
- Ältere Menschen
- Erkrankte an Diabetes mellitus, Niereninsuffizienz, Malignomen, Raucher
- Kontaktpersonen zu Tbc-Erkrankten

## 5.3   Meldepflicht und zu übermittelnde Angaben gemäß dem Infektionsschutzgesetz

Seit Einführung des Infektionsschutzgesetzes im Jahr 2001 werden zahlreiche Merkmale für jeden Tuberkulosepatienten erhoben und von den rund 410 Gesundheitsämtern anonymisiert über die jeweiligen Landesstellen der 16 Bundesländer an das Robert Koch-Institut übermittelt. Hierbei werden die bundesweiten Daten infektionsepidemiologisch ausgewertet und die Ergebnisse jährlich im Bericht zur Epidemiologie der Tuberkulose in Deutschland dargestellt.

▶    Das Infektionsschutzgesetzt verpflichtet den feststellenden Arzt, eine Erkrankung oder den Tod an Tuberkulose, auch wenn ein bakteriologischer Nachweis nicht vorliegt, an das zuständige Gesundheitsamt, bezogen auf den Aufenthalts-/Wohnort des Patienten zu melden.

Ferner sind bei einer behandlungsbedürftigen Lungentuberkulose
die Verweigerung oder Abbruch einer Behandlung sowie die Aufnahme und Entlassung aus einer stationären Behandlung zu melden.

Die Meldepflicht für Laboratorien umfasst den direkten Nachweis aller Erreger des *Mycobacterium-tuberculosis*-Komplexes
mit Ausnahme vom *Mycobacterium bovis*. Darüber hinaus ist das
Ergebnis der Resistenztestung sowie vorab der Nachweise säurefester Stäbchen im Sputum zu melden.

## 5.4    Tuberkulose-Falldefinition (Stand 01.01.2015)

Die Falldefinition umfasst außer BCG alle zum *Mycobacterium-
tuberculosis*-Komplex gehörende Spezies, d. h. *Mycobacterium bovis,
Mycobacterium caprae, Mycobacterium africanum, Mycobacterium
microti, Mycobacterium canetti* und *Mycobacterium pinni pedii*.

Mykobakterien um den Impfstoff BCG gelten nicht als Erreger
der Tuberkulose.

## 5.5    Definition des klinischen Bildes

- Der behandelnde Arzt stellt eine Indikation zur Durchführung
  einer vollständig auf die Tuberkulose zielenden Antituberku-
  lotika-Therapie.
- Nach dem Tod werden Befunde bekannt, die zu Lebzeiten eine
  ärztliche Indikation zur Durchführung einer vollständigen An-
  tituberkulotika-Therapie ergeben hätten.

Ein positiver Tuberkulin-Hauttest oder Interferon-Gamma-Test
ohne tuberkulosetypische Organbefunde oder das Vorhandensein
narbiger Residuen nach früherer Erkrankung an Tuberkulose gelten nicht als Erkrankung an Tuberkulose, auch wenn eine Che-
moprävention durchgeführt wird. Der **labordiagnostische Nachweis** gilt als positiv mit mindestens einer der beiden folgenden
Methoden:

- Erregerisolierung (kulturell)
- Mikroskopischer Färbenachweis säurefester Stäbchen, bestätigt durch Nukleinsäurenachweis (z. B. PCR nur aus Material des gleichen Organsystems)

Magensaft gilt als verschlucktes respiratorisches Material. Die kulturelle Erregerisolation und die Resistenzbestimmung sind in jedem Fall anzustreben. Der alleinige Nachweis säurefester Stäbchen oder der alleinige Nukleinsäurenachweis gelten nicht als labordiagnostischer Nachweis.

Eine **epidemiologische Bestätigung** wird definiert als mindestens einer der beiden folgenden Nachweise unter Berücksichtigung der Inkubationszeit:

- Mensch-zu-Mensch-Übertragung oder gemeinsame Expositionsquelle, z. B. Tierkontakt oder Lebensmittel. Die Inkubationszeit beträgt ca. 6 Wochen bis mehrere Jahrzehnte.
- Kontakt mit einem labordiagnostisch nachgewiesen infizierten Tier oder seiner Ausscheidungsprodukte oder Verzehr seiner Produkte, wie z. B. Rohmilch.

## 5.6    Erregercharakterisierung

Tuberkulosebakterien stellen unbewegliche Stäbchenbakterien dar. Aufgrund der intrazellulären Persistenz in mononukleären Makrophagen können diese den humoralen Abwehrmechanismen des Infizierten entgehen. Glykolipide und Wachse der Zellwand bedingen u. a. die Säurefestigkeit, langsame Vermehrung sowie Widerstandsfähigkeit. Komplexe Immunmechanismen führen zur Granulombildung, die den oft erfolgreichen Versuch des Organismus darstellt, den Infektionsherd zu begrenzen. Folgende Spezies werden beobachtet: *Mycobacterium tuberculosis* (mehr als 95 % der Isolate, Erregerreservoir ist der Mensch), *Mycobacterium bovis* und *tabrae* (vor allem Rinder und Rotwild als Reservoir), *Mycobacterium africanum* (menschliches Reservoir).

Die Inkubationszeit von der Erstinfektion bis zur Konversion des Tuberkulin- bzw. Interferon-Gamma-Testes (Testumschlag von negativ auf positiv) beträgt durchschnittlich 8 Wochen. Zu Erkrankungen kommt es bei Immunkompetenten in ca. 5–10 % der Fälle, meist innerhalb der ersten zwei Jahre nach der Infektion.

## 5.7    Übertragungsmechanismus

Meist erfolgt die Übertragung mittels Luftübertragung so genannter Tröpfchenkerne von Mensch zu Mensch. Die Atemwege stellen die wichtigste Eintrittspforte dar, nur selten ist dies der Verdauungstrakt oder der Kontakt mit infektiösem Material über die verletzte Haut. Folgende Infektionsmechanismen werden unterschieden:

- **Erstinfektion**: Erste Ansteckung mit einem Mykobakterium
- **Superinfektion**: Ansteckung mit einem weiteren Mykobakterien-Stamm
- **Endogene Reinfektion**: Erneute Infektion durch endogene Reaktivierung bei einer bereits früheren infizierten Person. Abwehrschwächende Faktoren können zu einer Reaktivierung lebender Tuberkelbakterien führen, die in verkalkten Narben persistierten. Die Mehrzahl der Tuberkulosefälle bei älteren Menschen entsteht durch diese Form der endogenen Reaktivierung.

## 5.8    Bakteriologische Diagnostik

### 5.8.1    Geeignete Materialien

Sputum, Bronchialsekret, bronchoalveoläre Lavage-Flüssigkeit (BAL), Biopsien (Pleurapunktat), thorakoskopisch gewonnenes Material, transbronchiales Biopsat, Operationsmaterial, Magennüchternsekret, in bestimmten Fällen auch Menstrualblut, Prostatasekret, Sperma, Urin und Liquor sind zur Untersuchung geeignet.

Falls längere Zeiträume zwischen Entnahme und Verarbeitung unvermeidlich sind, sollte das Material bei Kühlschranktemperaturen gelagert werden.

Im Falle einer Lungentuberkulose kann bronchoskopisch gewonnenes Material dem Sputum in der Ausbeute überlegen sein. Es sollten Proben an drei verschiedenen Tagen gewonnen werden. Werden mehr als drei Materialien gewonnen, steigt die Nachweishäufigkeit nicht wesentlich an.

Wenn die Diagnose bereits gesichert ist, sollten Untersuchungen zur Kontrolle des Behandlungserfolges in Abständen von 2–4 Wochen wiederholt werden.

## 5.8.2  Nukleinsäureamplifikation

Die Anzucht und Identifikation mit konventionellen Verfahren wie der Kultur kann u. U. mehrere Wochen in Anspruch nehmen, sodass zunehmend Verfahren wie die PCR zur Schnelldiagnostik eingesetzt werden. Mögliche Indikationen zur Durchführung einer PCR-Untersuchung sind:

- Klinisch-radiologisch dringender Tuberkuloseverdacht, Untersuchung aus Atemwegssekreten bei negativer oder zweifelhaft positiver Mikroskopie
- Bei AIDS-Patienten mit mikroskopisch positivem Befund säurefester Stäbchen
- Aus Liquor bei Verdacht auf eine tuberkulöse Meningitis

Eine Tuberkulosediagnostik lediglich auf Basis einer PCR kann derzeit nicht empfohlen werden, da die Sensitivität und Spezifität im Vergleich zur Kultur nicht 100 % betragen, kein Material für die Resistenztestung vorliegt und Hemmstoffe im Untersuchungsgut die Amplifikation verhindern können.

Im Rahmen der Diagnostik muss zumindest bei der Primärisolation von Tuberkulosebakterien die Empfindlichkeitsprüfung und Resistenztestung eingeschlossen werden. Bleibt im Verlauf

der Therapie der klinische Erfolg aus oder entspricht die Rück-
bildung der Symptomatik nicht den zu erwartenden Kriterien, so
muss eine erneute, zweite Empfindlichkeitsüberprüfung durchgeführt werden. Insbesondere bei fehlender kultureller Negativie-
rung nach 2–3 Monaten.

> ▶ Hierbei besteht eine besonders hohe Ansteckungs-
> gefahr bei Patienten, die im Auswurf eine hohe Zahl
> Bakterien beinhalten, d. h. Patienten, deren Sputum
> mikroskopisch positiv ist.

Im Falle eines positiven mikroskopischen Befundes zeigt sich
eine starke Korrelation mit der potenziellen Infektiosität und damit der Isolierungsnotwendigkeit des Patienten. Die Sensitivität
liegt zwischen 22 und 60 %. Die Untersuchung von zwei Materialien, jedoch nicht mehr, erhöht die Wahrscheinlichkeit eines mikroskopisch positiven Nachweises. Die Mikroskopie ist aufgrund
der geringen Sensitivität nicht zum Ausschluss einer klinisch vermuteten Diagnose, insbesondere bei vermutetem extrapulmona-
lem Befall, geeignet.

Die Nachweisgrenze des mikroskopischen Verfahrens liegt bei
$10^4$ Bakterien/ml. Im Falle eines positiven Befundes bei unsteri-
len Materialien ist hingegen die Tuberkulose nicht bewiesen, da
es sich auch um sog. atypische Mykobakterien handeln könnte.
Im Falle einer positiven kulturellen Anzüchtung ist eine aktive
Tuberkulose bewiesen, wo hingegen eine negative Kultur diese
nicht vollständig ausschließt. Die kulturelle Untersuchung aus
Festmedien nimmt 3–4 Wochen in Anspruch, in Einzelfälle bis
zu 12 Wochen. Die Ergebnisse aus Flüssigkulturen (z. B. Bactec-
Verfahren) liegen nach 1–2 Wochen vor. Ergebnisse der PCR
dauern 1–2 Tage. PCR-basierte Resistenzverfahren erlauben eine
rasche Aussage zur Sensibilität gegenüber mindestens Rifampicin, je nach Test auch Isoniazid sowie auch anderen ausgewählten
Erstrang- sowie Zweitrang-Medikamenten.

Der **Tuberkulin-Hauttest** (Intrakutantest nach Mendel-
Mantoux) zum Nachweis der T-Zell-vermittelten Reaktion
vom verzögerten Typ wird in der Bundesrepublik meist nur

noch bei Kindern angewendet. Zur Anwendung kommt hier das von der WHO als Referenz-Tuberkulin empfohlene Tuberkulin PPD RT23.

▶ Bedeutsam in der Diagnostik ist heute der Interferon-Gamma-Test mit dem Nachweis von Interferon-Gamma-Produktion durch sensibilisierte T-Zellen.

Der **Interferon-Gamma-Test** (IGRA) zum Nachweis einer Infektion wird nicht beeinflusst durch die BCG-Impfung und die meisten Umwelt-Mykobakterien. Die Sensitivität liegt über 80 % und ist somit höher als beim Tuberkulin-Hauttest mit einer Sensitivität von 70 % beim Erwachsenen. Die Spezifität liegt bei 90 %.

▶ Der Test erlaubt keine Unterscheidung einer latenten tuberkulösen Infektion und einer aktiven Erkrankung sowie keine Unterscheidung zwischen alter und frischer Infektion.

Ein negativer IGRA-Test (z. B. Quantiferon®, T-spot®) schließt weitestgehend eine Infektion durch *Mycobacterium tuberculosis* aus, mit Ausnahme einer fulminant verlaufenden Tuberkulose und einer Tuberkulose bei stark Immunsupprimierten, wie z. B. HIV-Patienten. Zur Durchführung des Quantiferon®-Testes werden 5 ml frisches, heparinisiertes Vollblut benötigt. Der Transport erfolgt bei Raumtemperatur.

## 5.9 Infektionsweg

Meist geht eine Infektion von Menschen aus, die an einer offenen Lungen-Tuberkulose erkrankt sind. Hierunter versteht man Erkrankungsfälle, bei denen der Krankheitsherd Anschluss an die Atemwege hat und damit die Bakterien an die Umwelt abgegeben werden können. In der Mehrzahl der Fälle erfolgt hier eine aerogene Infektion, d. h. es liegen lungengängige Tröpfchenkerne klei-

ner 5 μm Durchmesser in der ausgeatmeten Luft vor, die von Erkrankten insbesondere bei Husten und Niesen freigesetzt werden.

▶ Hierbei besteht eine besonders hohe Ansteckungs-
gefahr bei Patienten, die im Auswurf eine hohe Zahl
Bakterien beinhalten, d. h. Patienten, die bereits unter
dem Mikroskop sichtbar positiv sind.

Es ist jedoch zu bemerken, dass die Infektion grundsätzlich nicht
so leicht erfolgt, wie bei anderen luftübertragbaren Erkrankungen, insbesondere Masern. Ob eine Infektion zustande kommt,
hängt von unterschiedlichen Faktoren ab:

• Häufigkeit, Dauer und Enge des Kontaktes mit einer an infek-
tiöser Tuberkulose erkrankten Person
• Menge und Virulenz der inhalierten Erreger
• Empfänglichkeit der exponierten Person

Besteht in einem Land eine hohe Tuberkuloseinzidenz, erfolgt der
erstmalige Kontakt meist im frühen Kindesalter. In Ländern mit
einer niedrigen Inzidenz an Tuberkulose verschiebt sich der Kontakt in das Erwachsenenalter. Extrapulmonale Formen der Tuberkulose, z. B. an Lymphknoten, Harnwegen, Knochengelenken
oder dem Verdauungstrakt haben in aller Regel kein Infektionsrisiko bei sozialen Kontakten. Es besteht nur dann ein Risiko, wenn
der Krankheitsherd, z. B. durch eine Fistelbildung einen Kontakt
zur Außenwelt erhalten hat. Eine Übertragung von Tuberkulose
durch nicht pasteurisierte Milch erkrankter Rinder ist prinzipiell
möglich, jedoch in Mitteleuropa nicht mehr von Bedeutung, da
der Rinderbestand weitgehend tuberkulosefrei ist.

## 5.10  Inkubationszeit

Die Inkubationszeit, d. h. die Zeit zwischen dem Auftreten der
Infektion mit *Mycobacterium tuberculosis* und einer messba-
ren Immunantwort beträgt im Durchschnitt 6–8 Wochen. Bei

immunkompetenten Erwachsenen und Jugendlichen führt nur ein Teil der Infektionen tatsächlich zu einer behandlungsbedürftigen Tuberkulose, meist 5–10 %. In der Mehrzahl der Fälle gelingt es dem Organismus, die Tuberkelbakterien erfolgreich zu bekämpfen und damit die Infektion dauerhaft einzugrenzen (latente tuberkulöse Infektion, LTBI).

▶ Das Risiko einer aktiven Erkrankung ist in den ersten beiden Jahren nach der Infektion am höchsten, besonders immungeschwächte Personen (vor allem HIV-Infizierte und Kleinkinder) haben ein deutlich erhöhtes Risiko, zeitnah zur Infektion eine aktiven Tuberkulose zu entwickeln (20–40 %).

Eine Tuberkulose im Kindesalter stellt somit einen Hinweis dar, dass in der Bevölkerung frische Infektionen vorkommen.

## 5.11 Dauer der Ansteckungsfähigkeit

Die Ansteckungsfähigkeit an offener Tuberkulose ist zu dem Zeitpunkt am höchsten, wenn mikroskopisch säurefeste Stäbchen nachweisbar sind. Dies gilt im Sputum, abgesaugtem Bronchialsekret oder Magensaft.

Die Infektiosität von Patienten, bei denen lediglich ein kultureller oder molekularbiologischer Nachweis gelingt, ist demgegenüber deutlich geringer. Bei Kindern, die jünger als 10 Jahre sind, liegt häufig eine mikroskopisch negative Situation vor. Zudem besteht meist ein schwächerer Hustenstoß, sodass in aller Regel keine wesentliche Infektiosität besteht. Wird eine wirksame antituberkulöse Kombinationstherapie durchgeführt und die Patienten sind mit einem medikamentenempfindlichen Bakterienstamm infiziert, besteht meist innerhalb von 2–3 Wochen keine Infektiosität mehr.

Besteht jedoch ein ausgeprägter klinischer Befund und liegt eine resistente Form der Tuberkulose vor, kann eine Infektiosität auch über einen längeren Zeitraum bestehen.

## 5.12    Klinische Symptomatik

Die latente tuberkulöse Infektion verläuft ohne eine Symptomatik.
In 80 % der Fälle manifestiert sich die Erkrankung pulmonal, sie
kann aber prinzipiell jedes Organ betreffen. Initial bestehen keine
charakteristischen Beschwerden. Das Leitsymptom der Lungentuberkulose ist Husten mit oder ohne Auswurf, wobei dieser auch blu-
tig sein kann. Gelegentlich bestehen Brustschmerzen und Atemnot.
Jeder länger als 3 Wochen bestehende Husten sollte ärztlich untersucht werden. Bei Hämoptoe besteht sofortiger Abklärungsbedarf.
Möglich sind weitere Allgemeinsymptome wie Verschlechterung
des Allgemeinzustandes, Appetitmangel, Gewichtsabnahme, leichtes
Fieber, vermehrtes Schwitzen, insbesondere nachts, Müdigkeit, allgemeine Schwäche oder Zeichen, die einem grippalen Infekt ähneln.

▶    Im Rahmen einer hämatogenen Aussaat oder einer
     späteren Reaktivierung eines Organherdes können
     sich auch noch nach vielen Jahren Knochen-, Gelenk-
     oder Urogenitaltuberkulosen mit entsprechender
     organspezifischer Symptomatik entwickeln, die sog.
     postprimäre Tuberkulose.

Besteht eine eingeschränkte Immunabwehr, wie z. B. bei HIV-In-
fektionen, immunsuppressiver Therapie, Diabetes mellitus, Leber-
zirrhose, Alkohol- oder Drogenabhängigkeit, Silikose, so besteht
die Möglichkeit einer Ausbreitung über die Lymphbahnen und/
oder auch hämatogen. In diesem Fall besteht eine sog. primäre
Generalisation mit Befall weiterer Organe. Die Hauptkomplika-
tion einer primären Generalisation stellen die Miliartuberkulose
und die tuberkulöse Meningitis dar. Eine tuberkulöse Meningitis
tritt bei weniger als 1 % der gemeldeten Tuberkulosefälle in der
Bundesrepublik auf. Aufgrund dieser Seltenheit besteht jedoch
auch die Gefahr, dass sie gar nicht oder erst spät erkannt wird.

## 5.13    Röntgendiagnostik

Die Röntgendiagnostik spielt bei der Erkennung der Lungentuberkulose und zur Verlaufsbeurteilung unter einer Therapie eine
entscheidende Rolle. Sie ist unverzichtbarer Bestandteil neben

der Anamnese und der bakteriologischen Diagnostik. Zudem ist sie zur Früherkennung bzw. Ausschluss einer behandlungsbedürftigen Tuberkulose bei Tuberkulin und/oder Interferon-Gamma-Test positiven Personen hilfreich.

## 5.14 Prinzipien der Tuberkulosebehandlung

▶ Prinzipiell bleibt festzustellen, dass eine nicht korrekt durchgeführte Behandlung der Tuberkulose die Hauptursache zur Entwicklung resistenter Stämme von *Mycobacterium tuberculosis* darstellt.

Die Behandlung der Tuberkulose erfolgt mit einer **Medikamentenkombination**. Diese Vorgehensweise ist durch folgende Tatsachen begründet:

- Wirksamkeit der Medikamente in der tuberkulösen Läsion. *Mycobacterium tuberculosis* kommt innerhalb der tuberkulösen Läsionen in biologisch sehr verschiedenen Populationen vor.
- Vermeidung einer Resistenzentwicklung

### 5.14.1 Gewebecharakteristika

- **Innerhalb einer Kaverne**
  - Hoher Sauerstoffpartialdruck
  - Neutraler pH
  - Rasches Wachstum der Mykobakterien
  - Hier bakterizid wirksam: INH, Rifampicin, Streptomycin (deutlich schwächer bakterizid)
  - Die Wirkung des Ethambutol ist hier vor allem resistenzvermindernd.
- **Nekrotisch-pneumonische Läsion**
  - Saurer pH-Wert
  - Niedriger Sauerstoffpartialdruck
  - Langsam proliferierende Mykobakterien
  - Hier besonders bakterizid: Pyrazinamid und Rifampicin

- **Fibrotische Herde:** Die hier vorgefundenen Bakterienpopulationen weisen einen unregelmäßigen Stoffwechsel aus oder sind vollständig in einer Ruhephase. Diese Erregerpopulation kann lediglich in kurzen metabolisch aktiven Phasen therapeutisch angegangen werden. Hier insbesondere sterilisierender Effekt des Rifampicin. Streptomycin und Ethambutol haben keine relevante Wirkung auf langsam proliferierende Keime.

Gemäß den Darstellungen von Mitchison aus den 80iger Jahren des 20igsten Jahrhunderts besteht eine Unterscheidung zwischen einem frühen bakteriziden Effekt (sog. sterilisierender Effekt) und der Fähigkeit zur Verhinderung einer Resistenzentstehung. Hierbei werden die höchsten frühen bakteriziden Eigenschaften Isoniazid zugeschrieben und dem Rifampicin ein im Wesentlichen sterilisierender Effekt sowie ein Effekt zur Verhinderung von Resistenzmechanismen zugeordnet.

Eine weitere Indikation, eine Kombinationsbehandlung vorzunehmen, besteht in der Vermeidung der De-novo-Resistenzentwicklung bzw. der Selektionierung bereits vorhandener Resistenzen. In einer größeren Population von *Mycobacterium tuberculosis* finden sich spontane Resistenzen gegen INH bei jeweils einem von $10^7$–$10^8$-Erregern, gegenüber Rifampicin in einem von $10^8$–$10^9$-Erregern und gegenüber Pyrazinamid, Ethambutol oder Streptomycin in einem von $10^6$-Erregern.

Bei der Therapie werden eine sog. Initial- und eine Kontinuitätsphase unterschieden:

- Die ersten zwei Monate einer Standardbehandlung werden als **Initialphase** bezeichnet. Das Behandlungsziel in dieser Phase ist eine rasche Verminderung der Erregerzahl und damit die Absenkung der Möglichkeit einer Ansteckungsfähigkeit des Erkrankten sowie eine Vermeidung einer Resistenzselektion.
- Das Ziel in der sich anschließenden **Kontinuitätsphase** (auch Stabilisierungsphase genannt) die insgesamt 4 Monate andauert, ist die Ausheilung der Erkrankung und die Elimination der verbliebenen Erreger, um ein Tuberkuloserezidiv zu verhindern.

Da in der Behandlungsphase die Anzahl der vorhandenen Erreger
bereits reduziert ist, reicht in dieser Phase (bei Sensibilität der Erreger gegenüber den gewählten Medikamenten) eine Behandlung
mit zwei Medikamenten aus.

Werden die Behandlungen entsprechend dieser Konzeption
durchgeführt, so liegt die Therapieerfolgsrate am Ende der Behandlung bei über 95 % bei einer minimalen Rezidivrate von weniger
als 5 % innerhalb von 5 Jahren nach Abschluss der Behandlung.

## 5.14.2 Präventiv- und Bekämpfungsmaßnahmen

▶ Effektive Maßnahmen der Prävention bestehen in der
  raschen Entdeckung Erkrankter, der Isolierung infektiöser Patienten und der rasch einsetzenden, effektiven
  Therapie.

Aus diesem Grund werden in der Bundesrepublik Deutschland
Umgebungsuntersuchungen von Kontaktpersonen infektiöser
Patienten vorgenommen. Zu der Zielgruppe einer aktiven Suche
gehören darüber hinausgehend Migranten aus Ländern mit einer
hohen Tuberkuloseprävalenz sowie Personengruppen, die ein
erhöhtes Infektionsrisiko aufweisen, wie Drogenabhängige, Ob-
dachlose und Gefängnisinsassen.

Gemäß den Empfehlungen des RKI sollte bei Infizierten, aber
noch nicht aktiv tuberkuloseerkrankten Kontaktpersonen eine
präventive Chemotherapie der latenten tuberkulösen Infektion
(LTBI) vorgenommen werden.

Bei HIV-positiven Personen und bei Patienten, bei denen eine
Therapie mit TNF-Alpha-Inhibitoren ansteht, wird eine Testung
auf eine tuberkulöse Infektion empfohlen.

Seit 1989 besteht die Empfehlung zur BCG-Impfung durch
die Ständige Impfkommission (STIKO) am Robert Koch-Institut
nicht mehr.

Die Indikation zu einer Krankenhausbehandlung besteht bei
einem schweren Verlauf der Tuberkulose, auftretenden Problemen in der Diagnostik oder der Behandlung oder, wenn eine am-
bulante Behandlung nicht hinreichend sichergestellt ist.

Gemäß § 34 IfSG dürfen Personen, die an ansteckungsfähiger Tuberkulose erkrankt oder dessen verdächtig sind, in Gemeinschaftseinrichtungen keine Lehr-, Erziehungs-, Pflege-, Aufsicht oder sonstige Tätigkeiten ausüben. Dies gilt bis nach ärztlichem Urteil eine Weiterverbreitung der Krankheit durch sie nicht mehr zu befürchten ist. Eine Wiederzulassung zu einer Gemeinschaftseinrichtung im Falle eines initial mikroskopisch positiven Nachweises säurefester Stäbchen kann nach Einleitung einer wirksamen Therapie dann zugelassen werden, wenn in drei aufeinanderfolgenden Proben von Sputum, Bronchialsekret oder Magensaft ein mikroskopisch negativer Befund vorliegt. Bestanden zu Beginn der Erkrankung initiale Krankheitssymptome wie Fieber oder Husten, so ist eine 2 Wochen anhaltende Entfieberung und ein Abklingen des Hustens zu fordern. Dies ist bei einer regelhaft durchgeführten antituberkulösen Kombinationstherapie meist nach 3 Wochen und bei Vorliegen von drei negativen Befunden zu erwarten. Ein schriftliches ärztliches Attest ist erforderlich.

Ist von einer latent tuberkulösen Infektion auszugehen, so besteht die Möglichkeit, durch eine chemopräventive Behandlung das Fortschreiten in eine aktive Tuberkulose zu verhindern. Aus diesem Grund wird i. d. R. über 9 Monate INH verabreicht. Als Alternative besteht die Behandlung mit INH und Rifampicin über 3–4 Monate oder im Falle einer INH-Resistenz oder Unverträglichkeit mit Rifampicin über 4 Monate. Bei der Indikationsstellung werden Faktoren wie Alter, Begleitkrankheiten, Risikofaktoren für die Entwicklung einer aktiven Tuberkulose sowie unerwünschter Arzneimittelwirkungen berücksichtigt.

Nachfolgend werden die Indikationen zur Behandlung der **latenten tuberkulösen Infektion** zusammengefasst:

Infrage kommen Personen, mit positivem Ergebnis eines Interferon-Gamma-Release-Assay (IGRA) und/oder eines Tuberkulin-Hauttestes nach radiologischem Ausschluss einer behandlungsbedürftigen Tuberkulose mit einem der folgenden Kriterien:

• Enge Kontaktpersonen eines an Lungentuberkulose erkrankten Patienten mit und ohne mikroskopischem Nachweis säurefester Stäbchen.

- Radiologischer Nachweis narbiger Veränderungen im Lungen-
parenchym, die wahrscheinlich Residuen einer postprimären
inaktiven Tuberkulose entsprechen und niemals antituberkulös
behandelt wurden.
- Patienten nach Organtransplantation unter Immunsuppres-
sion
- HIV-positive Patienten
- Patienten vor geplanter Therapie mit TNF-Alpha-Inhibitoren
- Patienten mit einer schwerwiegenden Grunderkrankung wie
Silikose, Diabetes mellitus, malignes Lymphom, Leukämie,
Kopf-Hals-Karzinom
- Zustand nach Gastrektomie oder jejuno-ilealem Bypass
- i.v.-Drogenabhängigkeit

## 5.15 Medikamentöse Tuberkulosetherapie

Für die Behandlung der Tuberkulose stehen verschiedene Medikamente zur Verfügung, die durch die WHO in verschiedene
Klassen eingeteilt werden. Die Medikamente entsprechen nicht
einzelnen Wirkstoffklassen, die Einteilung erfolgt vielmehr nach
Wirksamkeit.

Um eine effektive antimikrobielle Therapie zu gewährleisten,
muss eine **Kombinationstherapie** durchgeführt werden. Bei einer sensiblen Tuberkuloseinfektion erfolgt die Standardtherapie
mit den vier Erstrangmedikamenten **Isoniazid, Rifampicin,
Ethambutol** und **Pyrazinamid** für 2 Monate (Initialphase), gefolgt von einer Gabe von Isoniazid und Rifampicin für weitere
4 Monate (Kontinuitätsphase). Die Therapieeinleitung erfolgt in
den meisten Fällen aufgrund des verzögerten Kulturergebnisses
ohne ein entsprechendes Antibiogramm.

Die Gesamttherapiedauer beträgt insgesamt 6 Monate. Bei
ausgeprägten Befunden oder falls der Patient nach der Initialphase
noch eine positive Mikroskopie hat, sollte die Therapiedauer auf
9 Monate erhöht werden. Die Medikamente werden alle morgens
nach einem leichten Frühstück eingenommen.

Die Medikation wird täglich eingenommen, alternativ in der Kontinuitätsphase dreimal wöchentlich, aber immer unter Kontrolle der Compliance bzw. unter Aufsicht (DOT). Vor der Therapieeinleitung muss eine serologische Labordiagnostik mit Entzündungs-, Leber- und Nierenwerten durchgeführt werden. Zusätzlich sollte ein HIV-Status erhoben werden.

Im Initialstadium der Therapie werden die Laborwerte wöchentlich kontrolliert, im weiteren Verlauf kann die Kontrolle in größeren Abständen erfolgen.

Vor Therapie mit Ethambutol erfolgt eine augenärztliche Vorstellung und vor Gabe eines Aminoglykosids eine HNO-ärztliche Vorstellung. Diese Kontrollen sollten unter Therapie einmal im Monat wiederholt werden.

Die mikrobiologischen Kontrollen sollten anfangs wöchentlich erfolgen, nach Sputumkonversion ist eine zweimonatige Überprüfung ausreichend.

Die antituberkulöse Therapie ist eine meist effektive Therapie mit entsprechenden Nebenwirkungen und Komplikationen. Vor Therapie muss eine entsprechende Aufklärung durchgeführt werden und eine genaue Dokumentation erfolgen. Bei Sprachbarrieren muss ggf. ein Dolmetscher hinzugezogen werden. Nur so ist garantiert, dass der Patient über die Therapienotwendigkeit, Compliance und Therapienebenwirkungen aufgeklärt ist.

Vor Therapiebeginn ist eine Röntgen-Thoraxaufnahme oder eine geeignete radiologische Diagnostik durchzuführen, eine Verlaufskontrolle sollte nach 4 und 8 Wochen durchgeführt werden oder bei Verschlechterung. Des Weiteren muss am Ende der Therapiephase eine Röntgen-Thoraxaufnahme erfolgen. Weitere Kontrollen sollten nach 3, 6, 12 und 24 Monaten durchgeführt werden.

## 5.16   Therapie der resistenten Tuberkulose

Es gibt verschiedene Faktoren, die den Verdacht auf einen resistenten *M.-tuberculosis*-Stamm nahe legen. Dies sind vor allem vorbehandelte Patienten, Behandlung nach nicht erfolgreicher Standardtherapie, Herkunft aus einer Region mit entsprechenden Resistenzzahlen oder Kontakt mit einem erkrankten Patienten.

Bei mikroskopischem Erregernachweis nach 8 Wochen Therapie sollte die Initialphase auf 3 Monate verlängert werden.

Bei gutem klinischen, radiologischen und bakteriologischen Therapieerfolg kann die Kontinuitätsphase bei INH-Resistenz/-Unverträglichkeit auf 7 Monate, bei RMP-Resistenz/-Unverträglichkeit auf 12 Monate reduziert werden.

Bei *M. bovis* liegt eine natürliche Resistenz gegenüber PZA vor, nicht jedoch bei der Subspezies *M. caprae*.

**Definitionen gemäß RKI-Leitfaden zur Übermittlung von Fallberichten**
- Heilung: Bei kulturellem Nachweis von Bakterien des *M.-tuberculosis*-Komplexes vor Behandlungsbeginn vollständig durchgeführte Behandlung mit Nachweis einer negativen Kultur im letzten Behandlungsmonat und zu wenigstens einem früheren Zeitpunkt
- Vollständige Behandlung: Nachweisliche Einnahme der Medikamente über den gesamten geplanten Therapiezeitraum ohne Vorliegen eines negativen kulturellen Untersuchungsergebnisses nach Abschluss der Therapie
- Versagen der Behandlung: Fünf Monate nach Behandlungsbeginn andauernde – oder nach kultureller Konversion erneute – kulturell nachweisbare Ausscheidung von Bakterien des *M.-tuberculosis*-Komplexes
- Tod an Tuberkulose: vor Beginn oder während der Behandlung
- Tod an anderer Erkrankung (als Tuberkulose): vor Beginn oder während der Behandlung.
- Behandlungsabbruch: Behandlungsunterbrechung über mehr als 2 aufeinanderfolgende Monate
- Wegzug: Trotz Nachforschens unbekanntes Behandlungsergebnis
- Behandlungserfolg: Heilung oder vollständig durchgeführte Behandlung

# Prävention der Resistenzentwicklung in Krankenhaus, Arztpraxis und in der Veterinärmedizin

# 6

Elisabeth Meyer

## Inhaltsverzeichnis

E. Meyer (✉)
Institut für Hygiene und Umweltmedizin,
Charite Universitätsmedizin Berlin, Berlin, Deutschland
E-Mail: Elisabeth.meyer@charite.de

© Springer-Verlag GmbH Deutschland, ein Teil von Springer Nature 2019     147
S. Schulz-Stübner et al. (Hrsg.), *Multiresistente Erreger*,
https://doi.org/10.1007/978-3-662-58213-8_6

▶ Grundsätzlich gibt es zwei Möglichkeiten, der Resistenzentwicklung gegenzusteuern: Erstens eine Senkung des Antibiotikaeinsatzes bei Mensch und Tier, damit weniger resistente Keime selektioniert und weniger resistente Keime in die Umwelt eingetragen werden. Zweitens eine Begrenzung der Ausbreitung durch Übertragung (Infektionsprävention/Hygiene). Interdisziplinäre und internationale Forschung ist notwendig, um Wissenslücken zu schließen und der Komplexität des Problems Rechnung zu tragen.

## 6.1    Antibiotika – was ist das Problem?

Antibiotika sind Medikamente der ersten Wahl bei bakteriellen Infektionen. Das könnte sich jedoch zukünftig ändern, weil mehr Bakterien gegen Antibiotika resistent sind bzw. werden. Antibiotika verbrauchen sich, indem sie eingesetzt werden. Früher oder später gibt es Resistenzen gegen jedes

---

**Risikofaktoren für die Resistenzentwicklung**
- **Selektion**
  - Übermäßiger Einsatz einzelner Antibiotikagruppen
  - Unkritischer Einsatz von Breitbandantibiotika
  - Subtherapeutische Dosierung
  - Inadäquate Substanzen und Therapiedauer
- **Wirtsfaktoren**
  - Mehr Risikopatienten (Alter, Diabetes, Multimorbidität)
  - Mehr invasive und immunsuppressive Therapien
- **Verbreitung**
  - Unzureichende Infektionskontrolle und Hygiene
  - Intra- und Interspeziestransfer von Resistenzfaktoren

Antibiotikum. Dann ist diese Substanz für die nächsten Generationen unwirksam. Sorgsamer Umgang mit Antibiotika ist eine Frage der Nachhaltigkeit wie bei anderen Umweltprobleme auch. Abb. 6.1 verdeutlicht, wie durch den Einfluss von Antibiotika resistente Bakterien bzw. Resistenzgene zwischen Menschen, zwischen Menschen und Tieren und über deren Ausscheidungen in die Umwelt (Abwasser, Wasser, Boden) abgegeben werden. Sie beeinflussen wechselseitig die ökologische Gesamtsituation dergestalt, dass die Umwelt ein sich stetig vergrößerndes Reservoir für Resistenzdeterminanten darstellt.

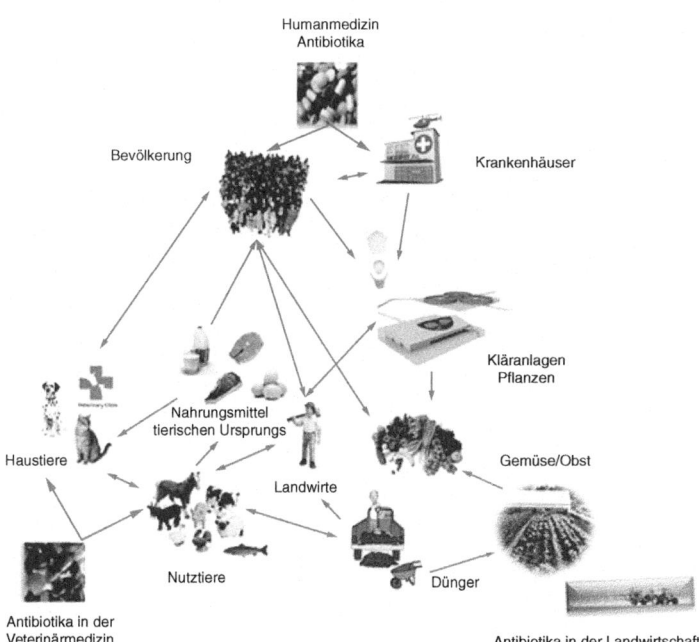

**Abb. 6.1** Einfluss von Antibiotika auf die Umwelt. (Adaptiert nach Cantas et al. 2013)

## 6.2    Antibiotika und ihre Wirkung auf das Mikrobiom

Menschen und Tiere bestehen aus 10-mal mehr bakteriellen als aus menschlichen/tierischen Zellen. Die Gesamtheit der Mikroorganismen, die Lebewesen beispielsweise im Darm, auf der Haut, im Mund etc. besiedeln, wird als **Mikrobiom** bezeichnet.

Dieses komplexe System gewinnt zunehmend an Bedeutung, manche bezeichnen es als eigenes Organ.

- Die Zusammensetzung des Mikrobioms ist individuell wie ein genetischer Fingerabdruck (www.zeit.de/2013/11/Infografik-Mikrobiom).
- Das Mikrobiom wird beeinflusst durch Ernährung, entzündliche Erkrankungen, Reisen (David et al. 2014) und durch Antibiotika (Thackray et al. 2018).
- Familien haben ein gemeinsames Mikrobiom. Die charakteristische Zusammensetzung der Bakterien (Mikrobiota) findet sich auch in dem Haus, das die Familie bewohnt. Bei einem Umzug wird das neue Haus innerhalb kurzer Zeit mit den Mikrobiota der Familie besiedelt. Das heißt, die Bakteriengemeinschaft der Familie zieht mit um (Lax et al. 2014).
- Das Mikrobiom unterscheidet sich auch geographisch (Rehman et al. 2015).
- Für die Zusammensetzung des Mikrobioms gilt: je diverser, desto besser.

Die Einnahme von Antibiotika beeinflusst das Mikrobiom, d. h. es macht es weniger divers/vielfältig und befördert somit Resistenzentwicklung.

Antibiotika töten sensible Bakterienspezies ab und selektionieren antibiotikaresistente Bakterien. Ein Antibiotikaeinsatz begünstigt darüber hinaus den Transfer von genetischer Information zwischen Bakterien und schafft ökologische Nischen (Abb. 6.2). Die Gabe eines Antibiotikums kann auch eine Resistenz gegen

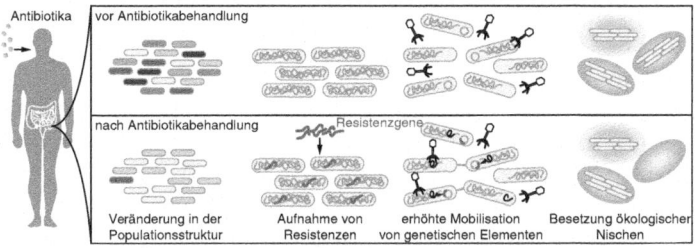

**Abb. 6.2** Einfluss von Antibiotika auf das Mikrobiom des Darms. (Adaptiert nach Modi et al. 2014)

andere Antibiotikaklassen selektieren, wenn verschiedene Resistenzgene u. a. auf demselben mobilen genetischen Element (Plasmiden) liegen. Diese Plasmide können auch zwischen Bakterien verschiedener Spezies ausgetauscht werden.

Ist das Mikrobiom im Gleichgewicht, dann leben Menschen und Tiere in einem kooperativen Miteinander mit ihren Darmbakterien. Darmbakterien sind nicht nur für die Verdauung der Nahrung unabdingbar, sondern dienen auch als eine Art Immunsystem.

▶ Antibiotika verschieben das Gleichgewicht der Zusammensetzung der Darmbakterien.

Neben einem Basismikrobiom gibt es einen variablen Teil: Je nach dominierender Bakteriengattung lassen sich die Menschen in Gruppen einteilen. Das Mikrobiom wird entweder von **Bacteroidetes** geprägt oder von **Firmicutes**-Stämmen.

▶ Bei adipösen Menschen nimmt die Bakteriengruppe der Firmicutes zu, die Gruppe der Bacteroidetes nimmt ab.

Diese Verschiebung wirkt sich auf den Energiestoffwechsel aus: das Mikrobiom von stark übergewichtigen Menschen produziert deutlich mehr Enzyme, die unverdauliche Kohlenhydrate wie Zellulose spalten können. Damit holen diese Men-

schen mehr Energie aus ihrer Nahrung als normalgewichtige
Menschen, bei denen Bacteroidetes dominieren. Sie nehmen
an Gewicht zu.

Die Besiedlung der Darmflora beginnt mit der Geburt und un-
terliegt in den ersten beiden Lebensjahren starken Veränderungen
abhängig von äußeren Faktoren – dazu gehört die Einnahme von
Antibiotika:

▶ Kinder, die vor dem sechsten Lebensmonat antibiotisch
   behandelt wurden, waren mit drei Jahren öfter adipös.

Dass der frühe Einsatz von Antibiotika langfristig die Darmflora
verändern kann und Kinder dick macht, zeigen auch andere Studien (Bailey et al. 2014).

Generell kann nach Absetzen von Antibiotika die Zusammensetzung der Darmbakterien lange Zeit (Wochen, Monate) beeinflusst sein. Dabei sind einige Antibiotikaklassen problematischer
als andere Antibiotika, vor allem die, die auf Anaerobier wirken
(Bakterien, die typischerweise im Darm vorkommen), aber auch
z. B. Chinolone (Dethlefsen und Relman 2011).

Antibiotika als **Wachstumsförder** bei Tieren: Das Prinzip
der besseren Energieverwertung durch Gabe von Antibiotika und
dadurch gewünschter Gewichtszunahme wird bei Lebensmittel-
produzierenden Tieren bzw. in der Tiermast eingesetzt. Um diesen Effekt (höheres Gewicht) zu erzielen, sind niedrige Dosen
von Antibiotika ausreichend, da nur auf eine Verschiebung der
Darmflora und damit der angekurbelten Stoffwechselprozesse
abgezielt wird, nicht auf eine Behandlung von Infektionen, die
höhere Dosen erfordern würden (Abb. 6.3).

Die Beeinflussung des Mikrobioms bietet Therapiemög-
lichkeiten, mittels **fäkaler Mikrobiota-Therapie** (FMT), auch
Stuhltransplantation genannt. Dabei wird der filtrierte Darminhalt
und damit das komplette Ökosystem bakterieller Bewohner von
einem gesunden in einen kranken Darm verpflanzt. Dies findet
Anwendung bei schwer therapierbaren bakteriellen Darmerkran-
kungen, insbesondere durch *Clostridium difficile* oder bei persistierenden Infektionen verursacht durch multiresistente gramnegative Bakterien (Kleger et al. 2013). Letzteres zeigt der Fall eines

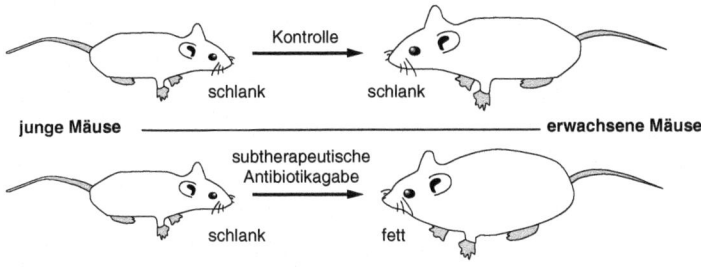

Abb. 6.3 Wirkungen einer subtherapeutischen Antibiotikagabe bei jungen Mäusen. (Adaptiert nach Liou und Turnbaugh 2012)

immunsupprimierten Mädchens. Dieses litt immer wieder an Septikämien verursacht durch multiresistente Klebsiellen (Darmbakterien), die mit Antibiotika nicht erfolgreich behandelt werden konnten. Dies gelang erst durch die Stuhltransplantation.

Bei Veterinären ist diese Therapie bekannt unter dem Namen **Transfaunierung** – einem Pferd mit Darmkoliken wird eine Bakterienlösung verabreicht, die aus Pferdeäpfeln eines gesunden Tieres hergestellt wurde.

**Fazit**
- Die Mikrobiomforschung revolutioniert das Wissen um Entstehung von Gesundheit und von (Infektions-) Erkrankungen.
- Sie bietet neue Therapieoptionen.
- Antibiotika haben einen direkten Einfluss auf das Mikrobiom von Lebewesen.
- Der Effekt der Gewichtszunahme durch subtherapeutische Antibiotikagaben wird in der Nutztierhaltung ausgenutzt, um höhere Verkaufsgewichte zu erzielen.

## 6.3    Antibiotika und Resistenzentwicklung

Die Ausbildung von Antibiotikaresistenzen ist eng gekoppelt an die Art und Quantität des Antibiotikaeinsatzes sowohl in der Humanmedizin als auch in Tierhaltung und Landwirtschaft. Vielfach kommt es in Abhängigkeit von bakterienspezifischen Faktoren und äußeren Umständen (z. B. inadäquate Hygienemaßnahmen, horizontaler Gentransfer) zu einer weiteren Verbreitung in die Umgebung (Mensch, Tier, Umwelt wie z. B. Wasser). Durch die Globalisierung insbesondere im Hinblick auf den Warenverkehr und die Mobilität von Personen können auch zunächst lokal auftretende Resistenzen in kurzer Zeit weit verbreitet werden. Beispiel sind die New-Delhi-Metallo-Betalaktamase 1 (NDM1)-tragenden Erreger, die vom indischen Subkontinent in zahlreiche Länder eingetragen wurden. NDM-1-Resistenzgene – um bei diesem Beispiel zu bleiben – sind auf mobilen Plasmiden lokalisiert, die zwischen unterschiedlichen gramnegativen Spezies übertragen werden können (*E. coli*, Klebsiellen, Serratien, Acinetobacter usw.).

▶    Die Antibiotikaresistenz ist somit ein globales Problem, dem auf allen Ebenen international, national, lokal entgegengetreten werden muss.

▶    Es gibt einen Zusammenhang zwischen der Menge an Antibiotikaverordnungen und der Resistenzenzwicklung. Dieser ist unterschiedlich schnell und nicht unbedingt in linearer Dosis-Wirkungs-Beziehung.

Daraus folgt, dass Antibiotikaresistenz oft nicht und vor allem nicht unmittelbar reversibel ist. Trotzdem kann ein sorgsamer Umgang mit Antibiotika den Selektionsdruck reduzieren und die Resistenzsituation positiv beeinflussen.

## 6.4    Antibiotika in der Humanmedizin: wie viel, warum und was kann verbessert werden?

• 85 % der Antibiotika werden im ambulanten Bereich verschrieben, 15 % im Krankenhaus, davon 85 % auf Nicht-Intensivstationen.

- Im ambulanten Bereich liegt das Verordnungsvolumen auf konstantem Niveau, der Umsatz mit Antbiotika ist seit 2012 konstant gestiegen (GERMAP 2015)
- Auf Intensivstationen in Deutschland stieg der Antibiotikaverbrauch um 19 % im Zeitraum 2001–2015 (Renscheid et al. 2017).
- Weltweit gesehen ist der Verbrauch um 65 % gestiegen, wobei vor allem in den Ländern mit niedrigem bis mittlerem Einkommen immer häufiger Antibiotika eingesetzt werden (Klein et al. 2018)
- Antibiotika werden zur Therapie verordnet, im Krankenhaus auch in größerem Umfang zur Prophylaxe (v. a. vor Operationen).
- Positiv: keine Over-the-counter-Abgabe (ohne Rezept wie in einigen anderen Ländern).
- Negativ: mindestens 30 % der Verschreibungen sind inadäquat (nicht notwendig, zu lange, nicht wirksam).
- Im ambulanten Bereich bestehen große regionale Unterschiede. So werden im Nordosten und in Bayern weniger Antibiotika verordnet als in westlichen Bundesländern – die Ursachen dafür sind unklar.
- Geographische Unterschiede zeigen sich auch im europäischen Vergleich – südliche Mitgliedsstaaten verabreichen deutlich mehr als Staaten im nördlichen Europa. Deutschland liegt im unteren Drittel.
- Breitspektrumantibiotika zeigen sich preiselastisch, d. h. werden sie billiger, werden sie mehr verordnet.

In Deutschland werden 85 % aller Antibiotika, die in der Humanmedizin verordnet werden, von niedergelassenen Ärzten verschrieben. Insgesamt gesehen können Antibiotika demzufolge im ambulanten Bereich in einem viel größeren Maß eingespart werden als im Krankenhausbereich, ausgehend davon, dass Antibiotika in beiden Bereichen nicht immer sachgerecht verschrieben werden.

Die folgenden Daten zu Antibiotikaverbrauch im ambulanten Bereich stammen aus dem Versorgungsatlas bzw. aus dem Bericht über den Antibiotikaverbrauch und die Verbreitung von Antibiotikaresistenzen in der Human- und Veterinärmedizin in Deutschland GERMAP 2015:

Im Jahr 2014 wurden nach den Angaben des Wissenschaftlichen Instituts der AOK (WIdO) hier nahezu 45 Mio. Antibiotikaverordnungen mit 448 Mio. definierten Tagesdosen (DDD) und einem Umsatz von 920 Mio. € im Bereich der gesetzlichen Krankenversicherung getätigt. Die Verordnungsdichte im Jahr 2014 betrug 17,4 DDD pro 1000 Versicherte und Tag und zeigt seit 2005 ein im Wesentlichen unverändertes Niveau. Nach Tagesdosen ist **Amoxicillin** weiterhin das meistverordnete Antibiotikum. An zweiter Stelle folgt aber bereits das „Reserveantibiotikum" **Cefuroxim**(axetil), obwohl die Substanz in keiner deutschen Behandlungsleitlinie Mittel der Wahl ist. Der Verordnungsschwerpunkt der Fluorchinolone liegt weiterhin bei den älteren Patienten.

Cephalosporine und Chinolone sind aus infektiologischer Sicht wegen ihrer vergleichsweise höheren Kollateralschäden eher kritisch einzuschätzen – sie werden insbesondere für die Entstehung von Multiresistenzen bei gramnegativen Bakterien und für die Zunahme bei *Clostridium-difficile*-Infektionen verantwortlich gemacht (Paterson 2004). Bedenklich ist folglich, dass diese beiden Substanzklassen so häufig ambulant verordnet werden.

Die Verordnungsraten sind regional unterschiedlich: im Westen Deutschlands am höchsten und im Nordosten am niedrigsten. Spitzenreiter im Vergleich sind Nordrhein-Westfalen und Rheinland-Pfalz. Die niedrigsten Verordnungsraten zeigen sich in Brandenburg und Sachsen.

Das Gros des Antibiotikaeinsatzes liegt auch in anderen europäischen Ländern im ambulanten Bereich.

Im Vergleich der EU-Mitgliedsstaaten findet sich Deutschland mit den Niederlanden im unteren Drittel; Griechenland als Spitzenreiter hat einen mehr als doppelt so hohen Verbrauch (ECDC 2018).

Diese große Variabilität im nicht-stationären und im europäischen Vergleich zeigt sich auch im Krankenhausbereich, in Abb. 6.4 exemplarisch dargestellt am Verbrauch von fast 100 Intensivstationen in Deutschland (Meyer et al. 2013).

▶     Die großen Unterschiede zwischen Stationen, Ärzten, Regionen und Ländern legen den Verdacht nahe, dass der Einsatz von Antibiotika nicht immer rational und sachgerecht ist und dass auch andere Faktoren z. B. soziokulturelle oder sozioökonomische eine Rolle spielen (Deschepper et al. 2008).

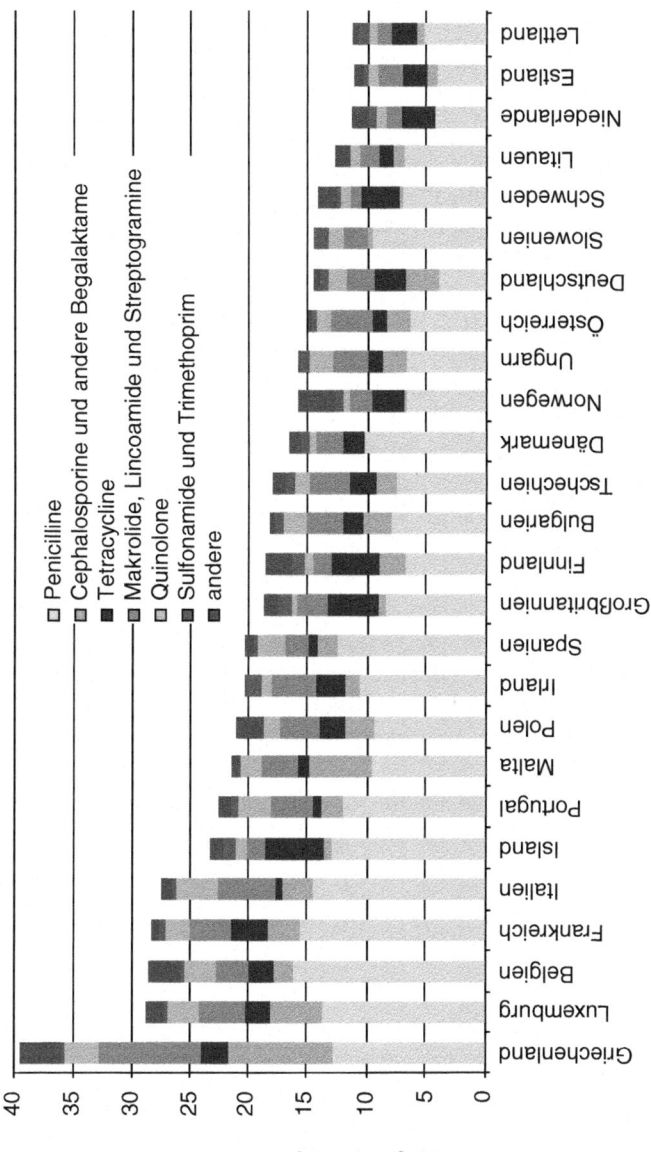

**Abb. 6.4** Antibiotikaverbrauch im nicht-stationären Bereich im europäischen Vergleich (2010)

Zahlreiche Studien zeigen, dass sowohl im Krankenhaus als auch im ambulanten Bereich deutliche Verbesserungen möglich sind, weil Verordnungen von Antibiotika in mindestens 30 % der Fälle unnötig, zu lang oder falsch sind (DGI).

In einer repräsentativen Punkt-Prävalenz-Studie des European Centre for Disease Prevention and Control (ECDC) wurden 2017 Daten zum Vorkommen von nosokomialen Infektionen und zum Antibiotikaeinsatz publiziert: In Deutschland bekommen durchschnittlich ein Viertel aller Patienten, die im Krankenhaus liegen, Antibiotika. Das Ergebnis von 2016 hat sich im Vergleich zu 2011 nicht verändert (25,9 % im Vergleich zu 25,5 %). (Behnke et al. 2017). 17 Jahre früher (1994) waren es nur 17 %. Dabei zu beachten ist, dass das Durchschnittsalter der Krankenhauspatienten signifikant gestiegen und es gleichzeitig zu einer signifikanten Reduktion der durchschnittlichen Aufenthaltsdauer der Patienten von mehr als vier Tagen gekommen ist.

Die Indikation war größtenteils die Therapie von Infektionen, aber immerhin auch in fast einem Drittel (29 %) der Fälle eine prophylaktische Gabe. Das heißt, Antibiotika werden beispielsweise vor Operationen gegeben, um das Risiko einer postoperativen Wundinfektion zu verhindern (Behnke et al. 2017). Fast die Hälfte der Antibiotika zur Prophylaxe wurde jedoch länger als einen Tag gegeben. Dies ist nicht empfohlen, nicht sinnvoll und sogar schädlich im Hinblick auf Resistenzentwicklung und Nebenwirkungen.

▶  **Praxistipp** Allein eine so einfache Maßnahme wie die Beschränkung einer präoperativen Antibiotikaprophylaxe auf wirklich indizierte Fälle in deutschen Krankenhäusern hat ein enormes Verbesserungs-/Antibiotika-Einsparpotenzial.

Ein anderes Beispiel für den nicht adäquaten Einsatz von Antibiotika im ambulanten Bereich ist die hohe **Saisonalität der Verbräuche**. GERMAP 2012 schreibt dazu: Aufgrund der Häufung von Atemwegsinfektionen in den Wintermonaten ist die Antibiotikaverordnungsdichte in den Wintermonaten sehr viel höher als im Sommer. Diese Schwankungen können zugrunde gelegt werden, um Antibiotika, die – adäquat oder inadäquat – bei Atemwegsinfektionen eingesetzt werden, zu identifizieren.

▶   Die überwiegende Anzahl von Atemwegsinfektionen
     wird durch Viren verursacht; Antibiotika wirken nicht
     gegen virale Infektionen.

## 6.5   Preiselastizität – je billiger, desto mehr

Idealerweise sollte die Nachfrage nach einem notwendigen Medikament/Antibiotikum unabhängig vom Preis sein (also nicht preiselastisch). Im Fall von einem der umsatzstärksten Antibiotika, Ciprofloxacin, war das nicht der Fall. In Dänemark, wo 50–85 % der Medikamentenkosten selbst bezahlt werden müssen, gab es einen drastischen Anstieg, nachdem Ciprofloxacin billig wurde. Interessanterweise zeigte sich dieselbe Entwicklung auch in Deutschland, obwohl hier die Medikation weitgehend von den Krankenkassen übernommen wurde: Nachdem die Chinolone Norfloxacin und Ciprofloxacin generisch und damit sehr billig wurden, vordoppelte sich der Verbrauch innerhalb von 7 Jahren. Parallel dazu stieg die Resistenz gegen Ciprofloxacin bei *E. coli* an (Kaier et al. 2011).

In der Veterinärmedizin stieg der Verbrauch an Chinolonen ebenfalls zu dem Zeitpunkt an, zu dem die Schutzfrist für das Präparat Enfloxacin (ein Chinolon) gefallen ist. Das heißt, auch hier zeigt sich ein Zusammenhang von fallenden Preisen und Häufigkeit der Verordnung. Von 2011–2013 wurden in der Folge in Deutschland 4 Tonnen mehr Chinolone eingesetzt, obwohl diese Substanzklasse von der WHO als „highest priority critically important" eingestuft wurden und nicht verwendet werden sollte, damit sie ihre Wirksamkeit in der Humanmedizin nicht verliert (Hauck et al. 2014).

▶   Das Phänomen der Preiselastizität spricht dafür, dass
     Antibiotika nicht immer indikationsgerecht verabreicht
     werden und dass ökonomische Überlegungen die
     Verordnung beeinflussen. Alternative Instrumente zur
     Preisgestaltung wie z. B. Mindestpreise können dem
     entgegen wirken.

## 6.6    Antibiotic stewardship

**Rationaler Antibiotikaeinsatz in der Humanmedizin**
- Valide Verordnungsdaten in der Humanmedizin – Voraussetzung für Feedback, Intervention, Kontrolle
- „Antibiotic stewardship" (ABS) und mehr Kompetenz im Bereich Infektiologie
- In kleinen und mittleren Krankenhäusern Verknüpfung der Funktion ABS-Experte und Krankenhaushygiene
- Sinnvolle, preisgünstige Diagnostik, um unnötige Antibiotikagabe zu verhindern
- Information und Kommunikation der Öffentlichkeit zum bewussten Umgang mit Antibiotika

### 6.6.1    Ziel und Definition des Begriffs „antibiotic stewardship"

„Antibiotic stewardship" zielt auf eine verbesserte Qualität der Antibiotikatherapie: Sie soll für den einzelnen Patienten das bestmögliche klinische Behandlungsergebnis bei minimaler Toxizität und Resistenzentwicklung erreichen.

> Unter dem Begriff „antibiotic stewardship" (ABS) werden alle Maßnahmen zusammengefasst, die einer Verbesserung der Antibiotikaverordnungspraxis sowohl in der stationären wie auch in der ambulanten Patientenversorgung dienen (DGI 2013).

Tab. 6.1 zeigt Beispiele für einen nicht-rationalen Einsatz von Antibiotika.

Eine gute Antibiotikaverordnungspraxis umfasst beispielsweise, dass Antibiotika nur dort eingesetzt werden, wo sie therapeutisch oder prophylaktisch indiziert sind; ferner, dass die Antibiotikaregime hinsichtlich der Auswahl des Antibiotikums, der Applikationsart, der Dosierung und der Dauer der Therapie bzw. der Prophylaxe optimiert werden. Dadurch soll einerseits der indi-

**Tab. 6.1** Beispiele für nicht-rationalen Einsatz von Antibiotika. (Nach Hand 2013)

| | Beispiel |
|---|---|
| **Zuviel** | Verschreibung von Antibiotika<br>– für bakterielle Kolonisationen<br>– für virale Infektionen<br>– für nicht-infektiöse Prozesse<br>– für bakterielle Infektionen, die keiner Antibiotikatherapie bedürfen (z. B. kleine Hautabszesse, die nur inzidiert werden müssen)<br>– zu lange (z. B. perioperative Prophylaxe > 24 h) |
| **Falsch** | Keine Anpassung nach Erhalt des mikrobiologischen Befundes, obwohl Erreger auf initiale Therapie resistent ist („drug-bug mismatch")<br>Keine Deeskalation der Therapie nach Erhalt des Kulturergebnisses<br>Keine Umstellung auf eine orale Verabreichung (Sequenztherapie)obwohl diese möglich und angemessen wäre<br>Zu lange antibiotische Therapie |
| **Zuwenig** | Verzögerung der antibiotischen Therapie bei Sepsis<br>Inadäquate oder schlicht fehlerhaft errechnete Dosierung<br>Mangelnde Beachtung der Zusammenhänge zwischen Pharmakokinetik und Pharmakodynamik, z. B. zu kurze Zeit mit Plasmaspiegel über der minimalen Hemmkonzentration (T > MHK) bei Antibiotika mit zeitabhängiger Bakterizidie, z. B. β-Laktamantibiotika<br>Inadäquates Wirkspektrum bei Patienten mit lebensbedrohlicher Erkrankung<br>Zu frühe Beendigung der antibiotischen Therapie |

viduelle Nutzen für den Patienten verbessert und andererseits der Selektionsdruck auf die Bakterienpopulationen und die Kosten für das Gesundheitssystem minimiert werden.

„Antibiotic stewardship" erfordert eine systematische Herangehensweise, in der verschiedene Aktivitäten und Maßnahmen in sinnvoller Weise miteinander koordiniert werden.

## 6.6.2 Voraussetzung: ABS-Team

In der S3-Leitlinie „Strategien zur Sicherung rationaler Antibiotikaanwendungen im Krankenhaus" werden die wesentlichen Eckpunkte von ABS bzw. ABS-Programmen beschrieben (DGI 2013). Diese beinhalten die Schaffung und Aufrechterhaltung von orga-

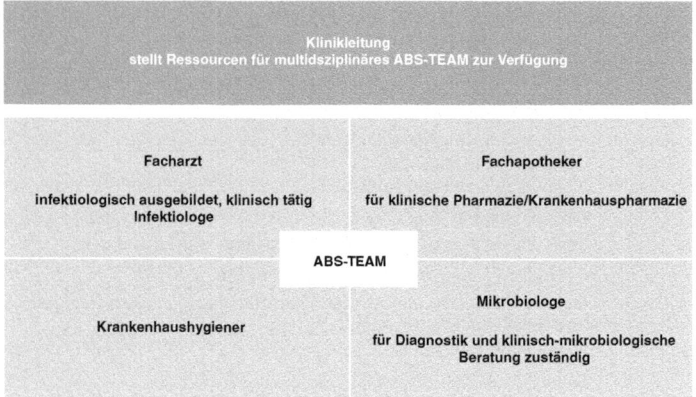

**Abb. 6.5** „Antibiotic stewardship" (ABS)-Team

nisatorischen und strukturellen Voraussetzungen. Unabdingbar
dafür ist die finanzielle und personelle Unterstützung der Klinik-
leitung für die Etablierung eines multidisziplinären ABS-Teams
(Abb. 6.5). Die Leitlinie fordert als notwendige Personalressource
für ein ABS-Team mindestens 0,5 Vollzeitstellen pro 250 Betten.

### 6.6.3 Voraussetzung: Daten

Daten zu Antibiotikaverbrauch, Infektionenserregern und Resistenz sollen mindestens einmal jährlich für das gesamte Krankenhaus und aufgeschlüsselt für einzelne Fachabteilungen verfügbar
sein (vor allem für Abteilungen mit hohem Verbrauch, z. B. Intensivstationen) (Abb. 6.6).

Ohne Messung der Antibiotikaverordnungsdichte ist eine
nachhaltige Umsetzung intelligenter Verordnungsstrategien nicht
möglich. In der Humanmedizin hat sich für erwachsene Patienten
als Methode der Verbrauchsmessung die **Anzahl der Tagesdosen**
(„defined daily dose", DDD nach WHO ATC) pro Einwohner
oder Versicherter für den ambulanten Bereich und pro Patiententage im stationären Bereich durchgesetzt (RKI 2013).

DDD als Maßeinheit sind nicht unumstritten. Die von der WHO definierten Tagesdosen entsprechen vor allem bei den Penicillinen nicht
den tatsächlich verwendeten Dosen. Dies gilt es bei der Interpretation

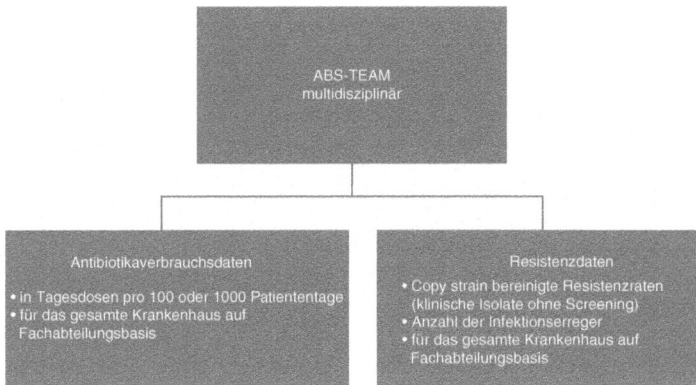

**Abb. 6.6** Strukturelle Voraussetzungen für „antibiotic stewardship"

der Daten zu berücksichtigen. In der Pädiatrie, wo die Antibiotika nach kg Körpergewicht oder pro m² Körperoberfläche dosiert werden, fehlen bisher einheitliche Definitionen für DDDs (DGPI 2013).

### 6.6.4 Strategien

Das ABS-Team erstellt nach aktuellem Stand des Wissens unter Bezugnahme auf vorhandene Empfehlungen von Fachgesellschaften klinikinterne Leitlinien. Diese Leitlinien zu Therapie und Prophylaxe müssen regelmäßig aktualisiert werden und sind ein wichtiger Bestandteil der Kernstrategien jedes ABS-Programms. Es umfasst darüber hinaus die Schulung und Fortbildung in den einzelnen Abteilungen; als Diskussionsgrundlage dazu eignen sich die kritische Analyse des Antibiotikaverbrauchs im Vergleich zu anderen Stationen und vor allem auch Punkt-Prävalenz-Studien. Dabei wird beispielsweise die Compliance mit Antibiotikaleitlinien und klinisch-infektiologischen Behandlungspfaden in einer bestimmten Abteilung untersucht mit dem Ziel, diese zu verbessern. Gefordert werden außerdem koordinierte Maßnahmen, um die antimikrobielle Therapie vor dem Hintergrund lokaler Erreger- und Resistenzprofile in Bezug auf Wahl der aktivsten Substanz, Dosierung, Anwendungsdauer und Applikationsart bestmöglich zu gestalten (CDC; Pollack et al. 2014).

**Kernstrategien für ABS**
- Lokale Behandlungsleitlinie
- Fortbildung, Schulung
- Antiinfektiva-Verordnungsanalysen bzw. Antiinfektiva-Visiten
- Qualitätsindikatoren
- Ergänzende ABS-Strategien
- Therapiedauer
- Deeskalation
- Oralisierung
- Dosisoptimierung
- Spezielle Regeln bei der Mitteilung mikrobiologischer Befunde
- Spezielle Regeln für das Management von Patienten mit multiresistenten Erregern und *C. difficile*
- Computergestützte Informationstechnologie (z. B. Order-Entry-Programme, Abfragen des Antibiotikaverbrauchs verknüpft mit bestimmten infektiologischen ICD-10-Diagnosen)

Wenn die Personalausstattung des ABS-Programms es zulässt, sind infektiologische Visiten v. a. auf Intensivstationen und in anderen Hochrisikobereichen mit hohem Antibiotikaverbrauch unbedingt zu empfehlen. Die interdisziplinäre Diskussion aller vorliegenden Befunde und die Entscheidung über die weitere Therapie am Tag 3 wird auch als Back-end-Intervention bezeichnet (prospektives Audit und Feedback). Die hierbei vermittelten Kenntnisse unterstützen die selbständige Entscheidung der behandelnden Ärzte in nachfolgenden vergleichbaren Behandlungssituationen. Ergänzend hierzu kann auch die Restriktion bestimmter Reserve-Antiinfektiva erforderlich sein, die dann z. B. erst nach Freigabe durch einen klinischen Infektiologen eingesetzt werden dürfen (Front-end-Strategie; „restriction with approval").

## 6.6.5   Qualitätsindikatoren

Die S3-Leitlinie empfiehlt, ABS-Programme in die einrichtungs-spezifische Qualitätssicherung zu integrieren. Dabei sollten neben Indikatoren der Strukturqualität mindestens drei Indikatoren der Prozessqualität regelmäßig bestimmt werden (DGI 2013; van den Bosch et al. 2015).

**ABS-Prozess-Qualitätsindikatoren (DGI 2013)**
- **Ambulant erworbene Pneumonie**
  - Initiale Therapie (Substanzen, Dosierung) nach lokaler/nationaler Leitlinie
  - Abnahme von Blutkulturen (2 Sets) am Tag des Therapiebeginns (Antibiotikatherapie)
  - Monotherapie bis Tag 4 (Patienten auf Normalstation)
  - Therapiedauer nicht länger als 7 Tage (Patient auf Normalstation)
- **Nosokomial erworbene Pneumonie**
  - Initiale Therapie (Substanzen) nach lokaler/nationaler Leitlinie
  - Abnahme von Blutkulturen (2 Sets) am Tag des Therapiebeginns
  - Therapiedauer nicht länger als 10 Tage
- **Bakteriämie/Fungämie**
  - Transösophageale Echokardiographie (TEE) innerhalb von 10 Tagen nach erster positiver Blutkultur (Patienten mit Bakteriämie/Sepsis durch *Staphylococcus aureus*, Streptokokken)
  - Kontroll-Blutkulturen 2–4 Tage nach Therapiebeginn bei Nachweis von *S. aureus* oder Pilzen
- **Harnwegsinfektion**
  - Vorliegen einer positiven Urinkultur (signifikante Bakteriurie, keine Mischflora)
  - Initiale Therapie (Substanzen; Dosierung) nach lokaler/nationaler Leitlinie

- Oralisierung bis Tag 5 (wenn möglich) (Pyelonephritis, Patienten auf Normalstation)
  - Keine Antibiotikatherapie bei asymptomatischer katheterassoziierter Bakteriurie oder bei asymptomatischer Bakteriurie bei Frauen in der Postmenopause
- **Oralisierung**
  - Orale Verabreichung von Substanzen mit oral sehr gut bis gut bioverfügbaren Medikamenten (Amoxicillin-Clavulansäure, Fluorchinolone [ohne Norfloxacin], Clindamycin, Doxycyclin, Linezolid, Metronidazol, Rifampicin, Fluconazol) bei Patienten ohne Resorptionsstörungen, Kurzdarmsyndrom, Erbrechen oder Sepsis
- **Antibiotikaauswahl bei empirischer und kalkulierter Therapie**
  - Nach lokaler Leitlinie
- **Perioperative Antibiotikaprophylaxe**
  - Antibiotikaprophylaxe (Substanzauswahl, Dosis) gemäß lokaler Leitlinie
  - Antibiotikaprophylaxe innerhalb 1 h vor Inzision verabreicht
  - Antibiotikaprophylaxe innerhalb von einem Tag beendet (< 24 h)
- **MRE-Management**
  - Nennung im Entlassarztbrief mit Angabe zu Kolonisation/Infektion

### 6.6.6   Was bringt es?

Wird die Frage gestellt, was ABS-Programme bzw. Interventionen bewirken können, so dokumentieren die meisten Studien eine Reduktion von Antiinfektivaverordnungen um 10–40 %, verkürzte Therapiedauern und eine signifikante Kostenreduktion trotz initial erforderlicher Investitionen. In Tab. 6.2 ist die Evidenz von Interventionen zusammengefasst (Davey et al. 2013). Diese Cochrane-Analyse zeigt

**Tab. 6.2** Effektivität von ABS-Interventionen (Cochrane-Review 2013 (Davey et al. 2013))

| Art der Intervention | Median Effektgröße (%) | | | | | |
|---|---|---|---|---|---|---|
| | Anzahl Studien | Zeitreihenanalyse | Kontrollierte Zeitreihenanalysen | Kontrollierte VorhernachherStudien | Randomisierte kontrollierte Studie | Clusterrandomisierte Studien |
| Persuasiv | 44 | 42,3 | 31,6 | 17,7 | 3,5 | 24,7 |
| Restriktiv | 24 | 34,7 | – | 17,1 | – | 40,5 |
| Strukturell | 8 | – | – | – | 13,3 | 23,6 |

auch, dass gezielte ABS-Interventionen bezüglich mikrobiologischer Endpunkte (z. B. Anteil von Erregern mit speziellen Resistenzen und Multiresistenzen) meist erst mit einer Verzögerung von mindestens 6 Monaten effektiv sind, während Änderungen in Bezug auf den Antibiotikaverbrauch oft bereits nach 1 Monat erreicht werden. Ganz entscheidend zur Eindämmung von multiresistenten Erregern und *C. difficile* ist die enge strukturell-organisatorische Zusammenarbeit zwischen klinischen Infektiologen, Mikrobiologen und Krankenhaushygienikern/dem Hygienefachpersonal.

ABS-Programme sind effektiv, aber nur dann, wenn sie systematisch und kontinuierlich die Verordnungspraxis verbessern. Wenn ABS-Programme zeitlich begrenzt sind und es dem ABS-Team nicht gelingt, die behandelnden Ärzte von der Notwendigkeit entsprechender Interventionen zu überzeugen, besteht die Gefahr, dass die erreichten Verbesserungen in der Antibiotikaverordnung ohne nachhaltige Wirkung bleiben (Gerber et al. 2013, 2014).

Das unterstreicht die eindeutige Empfehlung der S3-Leitlinie, kontinuierlich Ressourcen in Form von Facharztstellen, Arbeitszeit und Weiterbildung für ein erfolgreiches ABS-Programm zur Verfügung zu stellen.

## 6.6.7 Information und Kommunikation

Für die Prävention von Infektionserkrankungen, für die Beförderung eines bewussten Umgangs mit Antibiotika und für die Information über die Risiken der multiresistenten Erreger sind Öffentlichkeitskampagnen und das Einbeziehen der Besorgnisse und Wünsche der Patienten und ihrer Angehörigen notwendig. Sowohl Bevölkerung als auch medizinische Berufsgruppen werden zu Aspekten der Antibiotikatherapie und -resistenz in anderen europäischen Staaten zunehmend über Öffentlichkeitskampagnen aufgeklärt. Das Wissen über die Wirkung von Antibiotika konnte dort durch Werbespots in Fernsehen und Radio erhöht werden.

**Beispiel: Best practice – Frankreich**
Frankreich gehörte im europäischen Vergleich im ambulanten Bereich zu den Hochverschreibern von Antibiotika. Deshalb wurde 2002 von der französischen Krankenkasse eine nationale Medien-

kampagne gestartet. Sie hatte zum Ziel, den Antibiotikaverbrauch im ambulanten Bereich um 25 % zu senken und fokussierte insbesondere auf unnötigen Einsatz von Antibiotika bei Kindern bei Atemwegsinfektionen. Deshalb wurde die Kampagne („antibiotique sont pas automatique") vor allem in den Wintermonaten (Oktober bis Dezember) im Fernsehen wiederholt gezeigt.

Die Medien-Kampagne führte Frankreichweit über einen Zeitraum von 5 Jahren zu einem Rückgang um 26,5 % bei den Antibiotikaverordnungen. Am deutlichsten war der Rückgang bei Kindern, wo er sogar 36 % erreichte (Sabuncu et al. 2009).

Erfolgversprechend ist es, bereits vorhandene Aufmerksamkeit effektiv zu nutzen und Kampagnen zu initiieren, die von niedergelassenen Ärzten getragen werden, Apotheker als wichtige Multiplikatoren wahrzunehmen und einzubinden und verstärkt auf mediale Kommunikation setzen. Auch der Europäische Antibiotikatag, jeweils am 18. November eines Jahres, schärft das Bewusstsein für die Bedrohung der öffentlichen Gesundheit durch Antibiotikaresistenzen und informiert über die umsichtige Anwendung von Antibiotika (ECDC).

## 6.7 Antibiotika in der Veterinärmedin: wie viel, warum und was kann verbessert werden?

- Von 2011 bis 2016 hat sich die jährliche Abgabemenge von Antibiotika an Tierärztinnen und Tierärzte mehr als halbiert. Wurden 2011 noch 1706 Tonnen an Veterinäre abgegeben, waren es 2016 nur noch 742 Tonnen.
- Allerdings ist die Menge der abgegebenen Antibiotika aus der Wirkstoffklasse der Fluorchinolone im selben Zeitraum um 13 % gestiegen
- Im europäischen Vergleich nimmt Deutschland damit eine Position im Mittelfeld ein, Länder wie Zypern, Italien, Spanien und Ungarn verabreichen mehr als doppelt so viel Antibiotika in der Tiermast.
- Der Antibiotikaeinsatz in der Tiermast ist gängige Praxis; Einzelbehandlungen sind z. B. bei einer durchschnittlichen

Stallgröße mit 40.000 Hühnern die Ausnahme – es wird die
ganze Herde behandelt (Metaphylaxe).
• Rückstände antibiotisch wirksamer Substanzen sind bis zu
1085 Tage nach der letzten dokumentierten Anwendung im
Tränkwasser nachweisbar.

In Deutschland verdienen Tierärzte mit der Abgabe von Medikamenten, da keine Apotheke (anders als in der Humanmedizin)
dazwischengeschaltet ist (Dispensierrecht).

Für das Jahr 2011 wurden insgesamt 1706 t und 5 Jahre
später 742 t antimikrobiell wirksame Grundsubstanzen (ohne
Arzneimittel-Vormischungen, die zur Herstellung eines Fütte-
rungsarzneimittels zugelassen sind) an in Deutschland ansässige
Tierarzte abgegeben.

Die Angabe in Tonnen kann nur einen groben Anhalt gaben,
denn Antibiotika werden in Abhängigkeit vom Körpergewicht
dosiert und unterscheiden sich bezüglich der Dosierung. Tetracycline beispielsweise werden vielfach höher dosiert pro kg Körpergewicht wie Chinolone. Am häufigsten werden Tetracycline und
Penicilline eingesetzt. Die Menge der verkauften Antibiotika erlauben keinen Rückschluss auf das reale Ausmaß der Antibiotika-
Anwendung. Daten sind nur dann aussagekräftig, wenn die
Menge mit der Masse der gehaltenen Tiere in Bezug gesetzt wird
(EMA 2017).

Problematisch, da die Verwendung in der Tiermedizin wegen
ihrer wichtigen Bedeutung in der Humanmedizin kritisch gesehen
wird, ist der deutliche Anstieg bei den Chinolonen.

Die WHO hat antimikrobielle Substanzen, die für die Behandlung spezifischer Infektionen beim Menschen gebraucht werden, als Wirkstoffe mit höchster Priorität eingestuft: Makrolide,
Fluorchinolone, Cephalosporine der 3. und 4. Generation sowie
Glykopeptid-Antibiotika. Wegen der Gefahr der Resistenzentwicklung und der Resistenzübertragung von Tier auf Mensch
sollte der Einsatz dieser Wirkstoffe in der Tierhaltung nur im Aus-
nahmefall stattfinden (WHO 2011).

Niedersachen im Postleitzahlenbezirk 49 (Osnabrück, Vechta)
ist deutschlandweit Spitzenreiter in der Abgabe von Antibiotika in
der Intensivtierhaltung (BVL 2014).

Das Umweltministerium von NRW hat zwei Studien in Auftrag gegeben. In der 2014 publizierten Studie zur Putenmast zeigte sich, dass fast alle Puten (93 %) antibiotisch behandelt wurden (516 Mastdurchgänge untersucht). Auch die übrigen Kernaussagen sind besorgniserregend (Umweltministerium NRW 2014):

Es wurden insgesamt 22 verschiedene Antibiotika eingesetzt – am häufigstensten ein Schmalspektrum-Penicillin, gefolgt von Colistin, Amoxicillin und Enrofloxacin (einem Chinolon). Colistin und Enrofloxacin haben eine erhebliche Bedeutung für den Menschen und sollten der Humanmedizin vorbehalten sein. Bei knapp einem Drittel der Wirkstoffeinsätze wurde ein Antibiotikum verwendet, das in Deutschland für Puten nicht zugelassenen ist. Das ist nach dem Arzneimittelgesetz nur in Einzelfällen bei einem Therapienotstand zulässig.

In der anderen Studie wurden fast 1000 Hähnchenmastbetriebe in NRW untersucht: 92 % aller Hühner (16,4 Millionen Hühner) wurden mit Antibiotika behandelt (2011) (Umweltministerium NRW 2012). Ebenso wie bei den Puten kam eine Vielzahl von Wirkstoffen zum Teil zeitgleich zum Einsatz (1–8 Wirkstoffe pro Mastdurchgang). Die jeweilige Behandlungsdauer lag mit 1–2 Tagen deutlich unter den Zulassungsbedingungen der verabreichten Wirkstoffe. Bei kleinen Betrieben (< 20.000 Tiere) und bei einer Mastdauer > 45 Tage wurde eine signifikant geringere Behandlungsintensität (Dauer, Anzahl der Wirkstoffe) festgestellt.

In einer Vertiefungsstudie wurden 2012 in 26 von 42 (rund 62 %) überprüften Ställen auffällige Rückstände von Antibiotika in Tränkwasser ermittelt.

Erstmals im März 2015 wurden vom BVL bundesweite Kennzahlen zur Therapiehäufigkeit für Rinder, Schweine, Hühner und Puten veröffentlicht. Landwirtschaftliche Betriebe, die Masttiere halten, müssen ihre individuellen Kennzahlen zur Therapiehäufigkeit mit Antibiotika mit den bundesweiten Zahlen vergleichen und Maßnahmen zur Reduzierung ihres Antibiotikaeinsatzes ergreifen, wenn sie überdurchschnittlich viel (mehr als 75 %) einsetzen (www.bvl.bund.de). Auch diese Daten zeigen einen deutlichen Rückgang.

In der Tiermast ist der Einsatz von Antibiotika in Deutschland gängige Praxis: Es werden nicht einzelne Krankheitsfälle, son-

dern z. B. die ganze Geflügelherde behandelt (Metaphylaxe). Die
Tiere bekommen die Antibiotika vor allem über das Futter oder
das Trinkwasser verabreicht. Antibiotika – auch in subtherapeutischen Dosen – führen zu einem höheren Gewicht bei Tieren (Ab-
schn. 6.2). Obwohl Antibiotika als Wachstumsförderer in der EU
endgültig 2006 verboten wurden, nahm der Verbrauch an verkauften Antibiotika nach 2006 in der Veterinärmedizin überhaupt nicht
ab (EMA 2011), was vermuten lässt, dass der Einsatz einfach um-
gelabelt wurde (von Wachstumsförderer zu Metaphylaxe).

Die European Medicines Agency (EMA) beobachtete in einzelnen Staaten wesentliche Unterschiede im Verschreibungsmuster
der Tierärzte. Die Variationen innerhalb der Länder beruhen beispielsweise auf Marktverfügbarkeit und Preis der antimikrobiellen
Pharmaka oder dem jeweiligen Risikomanagement des Staates.

Im Juli 2017 erschien der zweite gemeinsamen Bericht von
verschiedenen europäischen Behörden, die eine integrierte Analyse des Verbrauchs antimikrobieller Wirkstoffe und das Auftreten von Antibiotikaresistenzen bei Bakterien in Menschen und
zur Lebensmittelgewinnung dienenden Tieren abliefern. Er wurde
von den ECDC, der European Medince Ageny (EMA) und der
Europäischen Behörde für Lebensmittelsicherheit (EFSA) ver-
fasst (efsa, 2017). 2014 lag der europäische Durchschnittsver-
brauch beim Menschen bei 124 und bei Tieren bei 152 mg pro kg
geschätzte Biomasse.

Der Antibiotikaverbrauch bei Lebensmittel produzierenden
Tieren war in 18 von 28 Ländern niedriger oder viel niedriger als
bei Menschen (z. B. in den Niederlanden, Schweden, Norwegen
oder Österreich).

In Deutschland lag der Verbrauch bei Tieren mit 149 mg/kg
fast dreimal so hoch als bei Menschen (57 mg/kg).

▶    Deutschland gehört EU-weit zum oberen Mittelfeld
beim Einsatz von Antibiotika in der Tiermast. Der Vergleich mit anderen Ländern mit ähnlicher industriel-
ler Ausprägung in Bezug auf die Nutztierhaltung wie
Frankreich, den Niederlanden oder Dänemark zeigt,
dass ein immer noch hoher Verbrauch deutlich reduziert werden kann und sollte.

## 6.7.1  Senkung des Antibiotikaeinsatzes

Dass ein hoher Verbrauch drastisch gesenkt werden kann, ohne die Tiergesundheit zu gefährden (bedeutet im Umkehrschluss, dass der hohe Verbrauch nicht indiziert ist), haben die Niederlande demonstriert (Beispiel).

> **Beispiel: Best practice – die Niederlande**
> Seit den späten 2000er-Jahren verfolgen die Niederlande eine mehrere Maßnahmen umfassende Politik zur Optimierung des Arzneimittel-Einsatzes in der Tierhaltung. Das Land war bis vor gut 6 Jahren an der Spitze der europäischen Länder mit Antibiotika-Einsatz in der Tierhaltung. Der Anreiz zu einem veränderten Einsatz von Antibiotika erfolgt vor allem durch politischen und öffentlichen Druck auf die Tierhaltung. Vor den Reformbemühungen im Jahr 2008 machte der Tierarzneimittelverkauf durchschnittlich knapp 60 % des Umsatzes eines Tierarztes aus. Rund 5 % der niederländischen Tierärzte hatten sich auf die intensive Nutztierhaltung spezialisiert und verschrieben 80 % der Antibiotika. Durch die Reformen konnte zwischen 2009 und 2012 eine Minderung des Antibiotikaverkaufs um über 50 % erreicht werden, bis 2015 ist eine Minderung um 70 % gegenüber 2009 geplant.
> Folgende Maßnahmen wurden ergriffen:

- 2008: Monitoring des Arzneimitteleinsatzes (Antibiotikaverbrauch pro Herde und pro Tierarzt), Verbesserung der Herdengesundheit durch stärkere Kooperationen (Festlegung auf einen Tierarzt pro Herde und die Einführung von regelmäßigen Pflichtbesuchen des Tierarztes), Einführung von Minderungszielen für den Antibiotikaeinsatz (20 % bis 2011 und um 50 % bis 2013 jeweils gegenüber 2009)
- 2011: Einführung von Richtlinien für die Anwendung von häufig verwendeten Antibiotika, Einführung eines Ampelsystem für Antibiotika (Monitoringsystem von Landwirten und Tierärzten, Meldung bei hohem Verbrauch an Überwachungsbehörde)

- 2011: Einführung einer Kategorisierung der Antibiotika (drei Kategorien hinsichtlich des Risikos für Mensch und Tier), Einstellen des Mischens von Futter mit Antibiotika
- 2012: Verbot des präventiven Antibiotikaeinsatzes
- 2013: Einführung von Behandlungsplänen (striktere Tiergesundheitskriterien z. B. für Schweinehalter Regeln über die Ausgestaltung des Stalls), Minderungsziele für kritische Antibiotika (Chinolonen und Cephalosporinen der dritten und vierten Generation sollen überhaupt nicht mehr eingesetzt werden)

Die festgelegten Ziele wurden zeitweise sogar übertroffen und die 70 % Minderung der eingesetzten Antibiotika bis 2015 scheint erreichbar (Government of the Netherlands 2014).
(Zitiert aus BMEL 2014)

Die Niederlande hatten europaweit einen der höchsten Antibiotikaverbräuche, also eine ähnliche Ausgangssituation wie derzeit in Deutschland. Das Beispiel zeigt, dass eine kontinuierliche Politik zur Verringerung des Einsatzes von Antibiotika in der Tierhaltung, die geprägt ist von einer engen Kooperation zwischen Staat und Verbänden, erfolgreich ist und nur umgesetzt werden muss.

### 6.7.2 Streitpunkt Dispensierrecht für Tierärzte

Das Bundesministerium für Ernährung und Landwirtschaft gab 2014 ein Gutachten in Auftrag, welches das Dispensierrecht von Tierärzten auf dessen Vor- und Nachteile sowie mögliche Alternativen untersuchen sollte. Das Gutachten nimmt keine Position ein. Es zeigt auf, dass ein Dispensierrecht Vorteile zugunsten der schnellen Behandlung kranker Tiere hat und dass es für den Tierhalter und die Überwachung günstig ist, wenn Untersuchung, Beratung, Behandlung und Abgabe von Arzneimitteln in einer kompetenten Hand liegen. Als wesentlicher Nachteil wird der ökonomische Anreiz für den Tierarzt gesehen, Arzneimittel zu verkaufen – die Gewährung von Rabatten verschärfe diesen Anreiz (BMEL 2014).

Bliebe das Dispensierrecht bestehen, führen die Autoren alternative Instrumente der Preisgestaltung an, die beispielsweise exklusiv für Antibiotika angewendet werden könnten: eine Steuer auf Antibiotika, Höchstpreis, Mindestpreis, Preisbindung und Abschaffung der Rabattgewährung. Die Gewährung von Rabatten, die Tierärzte von den Arzneimittelherstellern erhalten, wenn sie große Mengen von Arzneimitteln einkaufen, führe zu Preiskämpfen unter Tierärzten und stellt einen ökonomischen Anreiz dar, große Mengen an Antibiotika abzugeben. Derzeit sind in Deutschland Antibiotika wesentlich günstiger als Impfungen, die teilweise demselben Krankheitsbild vorbeugen können. Dies kann im Hinblick auf größere Tierbestände in der Nutztierhaltung eine zentrale Rolle spielen.

> ▶ Rabattgewährung auf Antibiotika sollte abgeschafft werden mit dem Ziel, dass Antibiotika ähnlich wie im Fall einer Steuer absolut und relativ gegenüber anderen Arzneimitteln einheitlich teurer werden würden und damit möglicherweise weniger attraktiv.

## 6.7.3 Tierhaltung und Tierschutz

Auch in der Nutztierhaltung können Krankheiten durch Präventionsmaßnahmen, wie Impfungen, Hygienemaßnahmen, Verbesserung von Haltungsmanagement und Haltungsbedingungen vermieden werden. Hygienemaßnahmen umfassen z. B. Reinigung und Desinfektion vor Neubelegung oder eine regelmäßige Reinigung der Tränkanlagen, um die Bildung von Biofilmen mit schädlichen Bakterien und Medikamentenrückständen in den Tränkwasserleitungen zu verhindern.

Durch Druck, Antibiotika zu reduzieren, gewinnen diese Maßnahmen an Attraktivität, vor allem dann, wenn Antibiotika eingesetzt werden, um ungünstige Haltungsbedingungen zu kompensieren. In NRW wurde in der Studie zur Putenmast in etwa einem Fünftel der Fälle (76 von 407) eine Überschreitung der Besatzdichten festgestellt werden (Umweltministerium NRW 2014). Zugrunde gelegt wurden die Bundeseinheitlichen Eckwerte für eine freiwillige Vereinbarung zur Haltung von Mastputen, d. h. eine Besatzdichte (Lebendgewicht pro m$^2$ nutzbarer Stallfläche) von bis zu 52 kg bei Hennen und 58 kg bei Hähnen.

Das Fazit, dass die derzeitige Haltung von Puten nicht tiergerecht sei, hat zu einem Antrag zur Änderung der Tierschutz-Nutztierhaltungsverordnung geführt (Bundesratsinitiative). Gefordert werden darin u. a. die Reduzierung der Besatzdichte, eine ausreichende Strukturierung des Stalls zur Reduzierung des Sozialstresses und die Gewährleistung einer stets trockenen Einstreu, um Ekzemen an den Fußballen und anderen Krankheiten vorzubeugen (Umweltministerium NRW 2015).

▶   Bessere Haltungs- (mehr Platz, Auslauf und Beschäftigung) und Fütterungsmethoden in Maßnahmenpläne von Intensivnutzern bzw. in der Tierschutz-Nutztierhaltungsverordnung festschreiben.

## Literatur

Bailey LC, Forrest CB, Zhang P et al (2014) Association of antibiotics in infancy with early childhood obesity. JAMA Pediatr 168:1063–1069

Behnke M et al (2018/2017) Prävalenz von nosokomialen Infektionen und Antibiotika-Anwendung in deutschen Krankenhäusern. Dtsch Arztebl Int 114:851–857

BMEL (2014) Gutachten zur Überprüfung des tierärztlichen Dispensierrechts. http://www.bmel.de/SharedDocs/Downloads/Tier/Tiergesundheit/DispensierrechtGutachten.pdf?__blob=publicationFile

van den Bosch CA et al (2015) Quality indicators to measure appropriate antibiotic use in hospitalized adults. Clin Infect Dis 60:281–291

BVL (2014) Dritte Datenerhebung zur Antibiotikaabgabe in der Tiermedizin. www.bvl.bund.de/DE/08_PresseInfothek/01_FuerJournalisten/01_Presse_und_Hintergrundinformationen/05_Tierarzneimittel/2014/2014_08_01_pi_Abgabemengen_korrigiert_29_08_2014.html?nn=1401276

Cantas L, Shah SQ, Cavaco LM et al (2013) A brief multi-disciplinary review on antimicrobial resistance in medicine and its linkage to the global environmental microbiota. Front Microbiol 4:96

CDC Centers for Disease Control and Prevention. Checklist for core elements of hospital antibiotic stewardship programs. http://www.cdc.gov/getsmart/healthcare/pdfs/checklist.pdf

Davey P et al (2013) Interventions to improve antibiotic prescribing practices for hospital inpatients. Cochrane Databse Syst Rev. https://doi. org/10.1002/14651858.CD003543.pub3

David LA, Materna AC, Friedman J et al (2014) Host lifestyle affects human microbiota on daily timescales. Genome Biol 15:R89

Deschepper R, Grigoryan L, Lundborg CS et al (2008) Are cultural dimensions relevant for explaining cross-national differences in antibiotic use in Europe? BMC Health Serv Res 8:123

Dethlefsen L, Relman DA (2011) Incomplete recovery and individualized responses of the human distal gut microbiota to repeated antibiotic perturbation. Proc Natl Acad Sci U S A 108(Suppl 1):4554–4561

DGI (2013) Strategien zur Sicherung rationaler Antibiotika-Anwendung im Krankenhaus. www.awmf.org/leitlinien/detail/ll/092-001.html

DGPI (2013) Deutsche Gesellschaft für Pädiatrische Infektiologie. Stellungnahme der Deutschen Gesellschaft für Pädiatrische Infektiologie und des Paed IC Projektes zur Erfassung des Antibiotika-Verbrauches in Kinderkliniken im Rahmen eines Antibiotic Stewardship Programmes. http://dgpi.de/go/wp-content/uploads/2013/12/Antibiotikaverbrauch_IC-Projekt_Stellungnahme_3Dez2013.pdf

ECDC Europäischer Antibiotikatag. http://ecdc.europa.eu/de/eaad/Pages/antibiotics-materials.aspx

EFSA (2017) ECDC/EFSA/EMA second joint report on the integrated analysis of the consumption of antimicrobial agents and occurrence of antimicrobial resistance in bacteria from humans and food-producing animals. EFSA J. https://doi.org/10.2903/j.efsa.2017.4872

EMA (2011) Trends in the sales of veterinary antimicrobial agents in nine European countries. http://www.ema.europa.eu/docs/en_GB/document_library/Report/2011/09/WC500112309.pdf

EMA (2017) Sales of veterinary antimicrobial agents in 30 EU/EEA countries in 2015. https://doi.org/10.2809/283486

European Centre for Disease Prevention and Control (2018) Surveillance of antimicrobial consumption in Europe, 2013–2014. ECDC, Stockholm.

Gerber JS et al (2013) Effect of an outpatient antimicrobial stewardship intervention on broad-spectrum antibiotic prescribing by primary care pediatricians. JAMA 309:2345–2352

Gerber JS et al (2014) Durability of benefits of an outpatient antimicrobial stewardship intervention after discontinuation of audit and feedback. JAMA 312:2569–2570

Government of the Netherlands (2014) Policy on the use of antibiotics in food-producing animals in the Netherlands

Hand K (2013) Antibiotic stewardship. Clin Med 13:499–503

Hauck R, Romer A, Reimer I et al (2014) Analysis of the distribution of veterinary antimicrobial products to veterinarians in Germany in 2011 and 2012. Berl Munch Tierarztl Wochenschr 127:359–365

Kaier K, Frank U, Meyer E (2011) Economic incentives for the (over-)prescription of broad-spectrum antimicrobials in German ambulatory care. J Antimicrob Chemother 66:1656–1658

Kleger A, Schnell J, Essig A et al (2013) Fecal transplant in refractory Clostridium difficile colitis. Dtsch Arztebl Int 110:108–115

Klein et al (2018) Global increase and geographic convergence in antibiotic consumption between 2000 and 2015. Proc Natl Acad Sci U S A. https://doi.org/10.1073/pnas.1717295115

Lax S, Smith DP, Hampton-Marcell J et al (2014) Longitudinal analysis of microbial interaction between humans and the indoor environment. Science 345:1048–1052

Liou AP, Turnbaugh PJ (2012) Antibiotic exposure promotes fat gain. Cell Metab 16:408–410

Meyer E, Gastmeier P, Deja M, Schwab F (2013) Antibiotic consumption and resistance: data from Europe and Germany. Int J Med Microbiol 303:388–395

Modi SR, Collins JJ, Relman DA (2014) Antibiotics and the gut microbiota. J Clin Invest 124:4212–4218

Paterson DL (2004) Collateral damage from cephalosporin or quinolone antibiotic therapy. Clin Infect Dis 38(Suppl 4):S341–S345

PEG GERMAP (2015) Antibiotikaverbrauch und die Verbreitung von Antibiotikaresistenzen in der Human- und Veterinärmedizin in Deutschland. www.p-e-g.org/econtext/germap

Pollack LA et al (2014) Core elements of hospital antibiotic stewardship programs from the centers for disease control and prevention. Clin Infect Dis 59:97–100

Rehman A, Rausch P, Wang J et al (2015) Geographical patterns of the standing and active human gut microbiome in health and IBD. Gut. https://doi.org/10.1136/gutjnl-2014-308341

Renscheid et al (2017) Surveillance der Antibiotika-Anwendung und Resistenzentwicklung auf Intensivstationen (SARI). Ärzteblatt 114:858–865

RKI (2013) Festlegung der Daten zu Art und Umfang des Antibiotika-Verbrauchs in Krankenhäusern nach § 23 Abs. 4 Satz 2 IfSG. Bundesgesundheitsbl 56:996–1002

Sabuncu E, David J, Bernede-Bauduin C et al (2009) Significant reduction of antibiotic use in the community after a nationwide campaign in France, 2002–2007. PLoS Med 6:e1000084

Thackray LB et al (2018) Oral antibiotic treatment of mice exacerbates the disease severity of multiple flavivirus infections. Cell 22:3440–3453.e6

Umweltministerium NRW (2012) Evaluierung des Antibiotikaeinsatzes in der Hähnchenhaltung. www.lanuv.nrw.de/agrar/tiergesundheit/arzneimittel/antibiotika/120403_Masthähnchenstudie_Überarbeitung_Evaluation_Endfassung.pdf

Umweltministerium NRW (2014) Evaluierung des Einsatzes von Antibiotika in der Putenmast. https://www.umwelt.nrw.de/fileadmin/redaktion/PDFs/landwirtschaft/lanuv_fachbericht_58.pdf

Umweltministerium NRW (2015) Förderung von Tierschutzmaßnahmen. http://www.umwelt.nrw.de/laendliche-raeume-landwirtschaft-tierhaltung/tierhaltung-und-tierschutz/nutztierhaltung/tierschutz-in-der-landwirtschaftlichen-nutztierhaltung/foerderung-von-tierschutzmassnahmen/

WHO (2011) Critically important antimicrobials for human medicine. http://apps.who.int/iris/bitstream/10665/77376/1/9789241504485_eng.pdf-f?ua=1

# Psychologische Aspekte im Umgang mit MRE

**7**

Sebastian Schulz-Stübner

## Inhaltsverzeichnis

> ▶ Ängste und Unsicherheit, häufig hervorgerufen durch fehlende oder widersprüchliche Informationen und skandalisierende Berichterstattung in den Medien, kennzeichnen den Umgang mit multiresistenten Erregern bei Patienten und Angehörigen aber auch beim medizinischen Personal. Dieses Kapitel zeigt Lösungsansätze zur Verbesserung der Kommunikation und weckt Verständnis für die unterschiedlichen Perspektiven.

S. Schulz-Stübner (✉)
Deutsches Beratungszentrum für Hygiene, BZH GmbH,
Freiburg, Deutschland
E-Mail: schulz-stuebner@bzh-freiburg.de

## 7.1    Aus Sicht von Patienten

---

**Beispiel**

Betrachtet man einschlägige Patientenforen und verfolgt Interviews mit Betroffenen in den Medien, so trifft man immer wieder Fragen wie diese hier:

„Ich stehe kurz vor einer Hüft-TEP und habe aus Angst vor MRSA die Qualitätsberichte (…) von 3 großen Kliniken durchforstet. Unter „postoperative Wundinfektion" sehe ich hierfür die %-Zahlen von 0,1–0,7. Meine Frage: Ist diese Größe repräsentativ und heißt das, dass das Infektionsrisiko hier um den Faktor 7 schwankt? Ist das für „meinen" Fall ein Hinweis zur Klinik mit 0,1 %?" (Anonymous 2014)

---

Durch die Veröffentlichung von Qualitätsberichten soll die Versorgungsleistung von Krankenhäusern transparent gemacht werden. Die Zahlenfriedhöfe sind jedoch selbst für den Fachmann kaum sinnvoll zu interpretieren und für Patienten auf der Suche nach der geeigneten Klinik weitgehend nutzlos. Gleiches gilt für Rankings in Zeitschriften oder auf Internetplattformen, da die Kriterien häufig undurchsichtig sind und eine Vergleichbarkeit selbst von standardisiert erhobenen Infektionsdaten ohne zusätzliche Informationen häufig zur eingeschränkt möglich ist.

In den USA gibt es in den meisten Bundesstaaten eine Veröffentlichungspflicht („mandatory reporting") der Inzidenz zahlreicher nosokomialer Infektionen, was jedoch nicht unbedingt zu einer besseren Informationen der Patienten, sondern zu einer schlechteren Erfassung derselben oder zur selteneren Durchführung bestimmter Test geführt hat. Insbesondere durch zusätzliche negative Sanktionen im Sinne von „pay for performance" werden die Motivation zum offenen Umgang mit Fehlern und Problemen konterkariert und mühsam aufgebaute Strukturen der Qualitätsicherung in Frage gestellt. Dabei ist nach De Bono und Heling gerade die Einbeziehung der Organisationskultur in

zukünftige Strategien und Studien zur Infektionsprävention entscheidend, um diese effektiv und nachhaltig zu machen (De Bono
et al. 2014).

Betrachten wir daher die Aussage unseres Patienten einmal ge-
nauer. Zunächst ist auffällig, dass die Internetanfrage aus Angst
vor MRSA, nicht etwa vor Wundinfektionen allgemein, gestellt
wird. Dabei handelt es sich in der überwältigenden Mehrheit der
Komplikationen mit Lockerung des Hüftgelenks um Low-grade-
Infektionen mit koagulasenegativen Staphylokokken, die zwar
intrinsisch oft vielfach resistent sind, nicht jedoch um MRSA-
Infektionen. Es handelt sich also um eine unproportionale Wahrnehmung eines Risikos z. B. durch Berichterstattung in den Medien. Hier ist die ehrliche Aufklärung, vor allem auch über die
allgemeinen Erfolgsaussichten einer Operation und nicht nur über
das Risiko von Wundinfektionen, durch den die Indikation stellen-
den Arzt gefordert. Allerdings ist auch bekannt, dass auch aus guten Aufklärungsgesprächen nur 25 % des Inhaltes aktiv behalten
werden (Sandberg et al. 2012), sodass zusätzliche Maßnahmen,
z. B. ein Wiederholungstermin mit dem gezielten Beantworten von
offenen oder zwischenzeitlich aufgetauchten Fragen, die Einbeziehung von Angehörigen und der zusätzliche Einsatz verschiedener
Informationsmedien gerade für größere Elektiveingriffe sinnvoll
erscheinen.

Bei konkreten Sorgen eines Patienten bezüglich Wundinfektionen und Hygienemanagement in einem Krankenhaus kann auch
das Angebot zum Gespräch mit der Krankenhaushygiene sinnvoll
sein. Diese ist jedoch heutzutage nicht routinemäßig in Prämedi-
kationsambulanzen und operativen Fachambulanzen präsent und
könnte dies in großem Stil mit den derzeitigen Personalkapazitä-
ten nicht leisten.

Hier helfen Informationsbroschüren oder Faltblätter zum allgemeinen Hygienemanagement, die die Patienten und ihre Angehörigen aktiv ins Geschehen einbinden und gleichzeitig im
Sinne eines „speak ups" ermuntern, das Personal anzusprechen
und auch auf beobachtetes tatsächliches oder vermeintliches
Fehlverhalten hinzuweisen. Dies erfordert allerdings auch eine

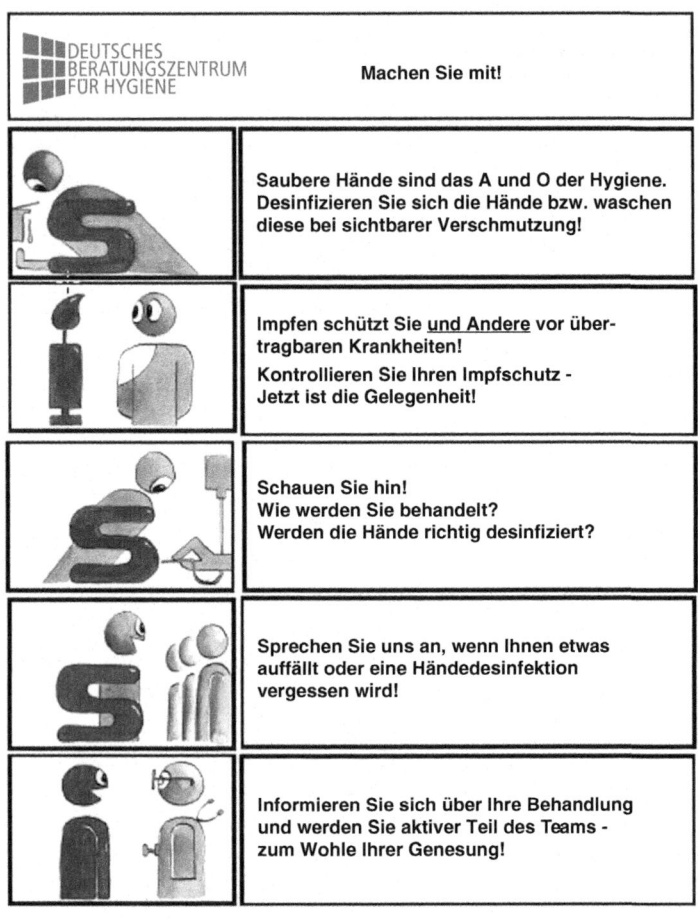

**Abb. 7.1  Plakataktion SISSI.** (Mit freundlicher Genehmigung des Deutschen Beratungszentrums für Hygiene)

gezielte Schulung des Personals und ist nicht mit einem bloßen Aufhängen von Plakaten getan. Abb. 7.1 zeigt ein Beispiel für eine Speak-up-Kampagne.

Schauen wir uns nun die Antwort auf die Eingangsfrage in besagtem Internetforum an:

„Endlich glaubte man mir, dass das schlechte Laufen nicht an zu wenig Training lag. Nun der Beweis: etwas stimmt nicht. Für mich war das noch immer nicht erkennbar, dass nun sehr schlimme Zeiten folgen würden. Mir hat der Arzt den Zusammenhang zwischen Fistel und Bakterien leider nicht erklärt. … Bis heute waren diese Leute mir eine Aufklärung und Erklärung schuldig, warum sowas passiert ist. Auch die Erklärung der Bakterien/Keime fehlte und wurde nie deutlich gemacht. Große Schutzmaßnahmen sah ich auch nicht, weder bei den Ärzten noch beim Personal und die Anweisung/Aufklärung für das eigene Verhalten und das meiner Besucher fehlt bis heute. Es gibt natürlich viele verschiedene Bakterien, die eine Wunde, also einen Frischoperierten befallen können. Bei mir sagte man, es seien keine MRSA-Bakterien gewesen. Dennoch kann ich heute sagen, nachdem ich mich wieder selbst per PC informieren kann, dass meine Bakterien keine geringere Gefahr bedeuteten und genau den gleichen schrecklichen Verlauf hatten (z. B. viele OP's und Gefahr auf Ansteckung und Sepsis, Lebensgefahr und viele Monate weggesperrt zu sein). Wie also will mir dieses Krankenhaus das Märchen verkaufen, dass es keine MRSA waren?

Auf Ihrem Weg zur Hüft-OP empfehle ich Ihnen also große Vorsicht. Nur das BESTE aller Krankenhäuser zu wählen und die Hygiene-Abteilung des Krankenhauses vorab aufzusuchen. Ich habe inzwischen leider auch erfahren, dass man in Deutschland MRSA noch immer nicht vermelden muss und nur wenige Krankenhäuser die Vorsichtsmaßnahmen gewährleisten. Es gäbe bei Aufnahme der Patienten einen sicheren, einfachen Test über Nase und Mund/einen Abstrich, welcher die Betroffenen gleich ausselektieren lässt (also noch vor Aufnahme):

- Nur so könne man die Gefahr der Verbreitung vermeiden.
- In Deutschland ist das leider noch keine Vorschrift und die Spitäler wollen zunächst die Kosten sparen. In den Niederlanden und Dänemark hingegen sei das üblich und die Gefahr auf – MRSA – deshalb gut im Griff.

Bei meiner Recherche wegen MRSA und Bakterien habe ich außerdem im Klinikum XY (Name vom Autor anonymisiert) nachgefragt. Dort ist man sich sicher, dass jeder MRSA-Patient isoliert, also ein Einzelzimmer erhalten muss und nicht mit anderen Patienten ein Zimmer teilt.

Die Nachlässigkeit der anderen Krankenhäuser mit dem Verdacht auf Sparsamkeit – hilft am Ende wenig, wenn letztlich der Patient 6–8 Monate dort verweilen muss." (Anonymous 2014)

Die Antwort eines Betroffenen, der eine postoperative Infektion der implantierten Gelenkprothese erlitten hat, ist vielsagend und offenbart den Zusammenbruch der Kommunikation zwischen den behandelnden Ärzten und dem Patienten und den Verlust des Vertrauensverhältnisses.

Gleichzeitig wird deutlich, dass in der Öffentlichkeit und bei Betroffenen große Informationsdefizite hinsichtlich der Erreger von nosokomialen Infektionen bestehen, und wie schwer es ist, einrichtungsspezifische, gezielte Schutzmaßnahmen angemessen zu vermitteln.

In einer eigenen Online-Umfrage zur Hygiene Literacy in Deutschland konnten wir feststellen, dass im Vergleich zur Literatur (Verhoeven et al. 2008) ein relativ hoher Anteil der Befragten Angst vor Krankenhausinfektionen hatte, insbesondere vor der Weitergabe an Angehörige. Als sehr interessanten und in dieser Form bislang nicht beschriebenen Aspekt betrachten wir dabei die Tatsache, dass fast die Hälfte der Befragten Angst davor hatte, eine Krankenhausinfektion an ihre Angehörigen weiterzugeben (unabhängig vom vorhandenen Faktenwissen!). Dies könnte bedeuten, dass gerade im Übergang vom Krankenhaus in den ambulanten Versorgungsbereich (z. B. bei bestehender Besiedlung mit multiresistenten Erregern) erheblicher Aufklärungs- und Informationsbedarf besteht und dass neben der reinen Wissensvermittlung eine emotionale Komponente berücksichtigt werden muss.

Die eigenen Hände und die von Personal und Besuchern werden als wichtiger Ort für eine wirksame Infektionsprävention wahrgenommen. Allerdings wird das Händewaschen im Vergleich zur Händedesinfektion als Präventionsmaßnahme noch etwas höher bewertet. Dies ist ein deutliches Beispiel für einen Unterschied zwischen Krankenhaus und häuslichem Bereich: Während im Krankenhaus die häufige Händedesinfektion vor und nach Patientenkontakt im Vordergrund steht und die Hände bei Dienstbeginn und sichtbarer Kontamination gewaschen werden, ist im Haushalt in der Regel Händewaschen hygienisch völlig ausreichend (Bitzer et al. 2014).

▶ Das Hygienemanagement eines Krankenhauses muss Patienten und Angehörigen erklärt und im Alltag sichtbar gelebt werden, um glaubhaft zu sein.

Die Erläuterung der Hygienemaßnahmen und das Gespräch mit dem Patienten kostet Zeit. Diese ist jedoch gut investiert, wird allerdings in derzeitigen Pflegeschlüsseln und Aufwandsberechnungen nicht abgebildet. Im Falle einer infektiösen Komplikation ist die umfassende Information und Aufklärung umso wichtiger, um Missverständnisse zu vermeiden und Ängste zu nehmen und das Vertrauen nicht zu verlieren.

Besonders anspruchsvoll wird die Kommunikation im Falle von Ausbrüchen mit multiresistenten Erregern, da dann nicht selten eine Vielzahl von Maßnahmen zum Einsatz kommen, die sich von der Routine abheben und besonders sorgfältig zwischen Kolonisation und Infektion unterschieden werden muss. Die Unterscheidung der Vorgehensweisen in der Routineversorgung und bei Ausbrüchen ist selbst dem Fachpersonal nicht immer leicht verständlich zu machen und führt zur Verunsicherung. Erst recht gilt dies für die betroffenen Patienten.

Wichtig ist es, die unterschiedliche Bedeutung z. B. einer Besiedlung mit multiresistenten Erregern im Krankenhaus mit seinen invasiven Eingriffen und dem sich durch die Behandlungsnotwendigkeiten ergebenden Infektionspotenzial (Operationen, Katheter, Immunsuppression durch Medikamente etc.) und etwa dem anschließenden Aufenthalt in einer Rehaklinik oder später im häuslichen Bereich zu erklären. Hierbei gibt es deutliches Verbesserungspotenzial. Die Bundeszentrale für gesundheitliche Aufklärung (BzGA) bietet multilinguale Steckbriefe zur Patien-

teninformationen, u. a. auch zu MRSA, an (www.bzga.de). Gudnadottir et al. zeigten die hohe Motivation der Patients, derartige Information in leicht verständlicher Form, möglichst in Form
von konkreten Beispielen bzw. Patientenschicksalen, zu erhalten
(Gudnadottir et al. 2013; Ottum et al. 2013).

Werden besondere Schutzmaßnahmen aufgrund einer Infektion oder Besiedlung getroffen (Kontaktschutzmaßnahmen, Einzelzimmerunterbringung), so muss eine Isolation des Patienten
vermieden werden. Die Studienlage zur Inzidenz von Depressivität und Ängstlichkeit und einer Korrelation mit derartigen Maßnahmen ist heterogen. So fanden Barrat et al. (2011) in einem
Review sowohl negative Aspekte (Angst, Depressivität, Isolation
und verschlechterte medizinische Versorgungsqualität) als auch
positive Aspekte (Gefühl der besonderen Aufmerksamkeit, Ruhe
im Einzelzimmer) und Wassenberg et al. (2010) konnte zeigen,
dass Depressivität und Ängstlichkeit nicht notwendigerweise
steigen müssen, sondern sich auch eine positive Einstellung zu
den besonderen Schutzmaßnahmen entwickeln kann, während
Abdad et al. (2010) in einem Review von 16 Studien überwiegend negative Auswirkungen von Kontaktisolierungsmaßnah-
men feststellte.

Hierbei dürfte die Empathie des Personals neben der Erläuterung der Maßnahmen und der allgemeinen Resilienz der
Patients für das individuelle Ergebnis eine besondere Rolle
spielen.

**Informationen für Patienten und Angehörige\***
Liebe Patientinnen und Patienten, liebe Angehörige,
Sie befinden sich in stationärer Behandlung zur Durch-
führung eines Wahleingriffs, zu einer Untersuchung, zur
Behandlung eines Unfalles oder einer schweren Krankheit.
Je nach Aufnahmegrund und vorbestehenden Grunder-
krankungen (wie z. B. Zuckerkrankheit oder die Einnahme
von Medikamenten, die das Immunsystem beeinflussen)

besteht grundsätzlich ein nicht vollständig vermeidbares Infektionsrisiko bei Kontakt mit möglichen Krankheitserregern. Diese finden sich im Krankenhaus wie überall in der
Natur und sind teilweise auch in und auf unserem Körper
vorhanden, ohne normalerweise zu Problemen zu führen.
Unter den besonderen Umständen einer Erkrankung oder
Operation kann sich dies jedoch ändern, und durch den Einsatz hochwirksamer Medikamente im Krankenhaus bilden
sich mitunter auch besonders widerstandsfähige Erreger mit
sogenannten Multiresistenzen heraus.

Wir haben uns zum Ziel gesetzt, dieses Risiko durch ver-
schiedenste Schutzmaßnahmen z. B. bei der Händehygiene,
bei medizinischen Prozeduren, Operationen und Eingriffen,
beim Umgang mit medizinischen Produkten und Medikamenten oder beim Umgang mit Trinkwasser und der Herstellung
von Speisen im Krankenhaus so weit zu minimieren, wie es
unter Berücksichtigung aktueller wissenschaftlicher Erkenntnisse möglich ist – doch dazu brauchen wir auch Ihre Mithilfe.

Bitte teilen Sie Ihrem Arzt oder dem Pflegepersonal mit,
wenn Sie in den letzten vierzehn Tagen

- an Brechdurchfall,
- grippeähnlichen Symptomen,
- einer Erkrankung der Atemwege oder einer anderen Infektionskrankheit litten,
- oder mit Personen engen Kontakt hatten, die an derartigen Erkrankungen gelitten haben.

Sprechen Sie mit Ihrem Arzt bitte auch über chronische Infektionskrankheiten wie Hepatitis B oder C, HIV u. ä., be-
ruflichen Kontakt mit infektiösen Materialien oder Aufent-
halte in infektionsgefährdeten Gebieten (z. B. Tropen) bzw.
eine bekannte Besiedlung oder vorangegangene Infektion
mit multiresistenten Erregern (z. B. MRSA, VRE, MRGN).

(Fortsetzung)

Haben Sie Verständnis dafür, dass in manchen Bereichen des Krankenhauses der Besuch von Angehörigen aus Gründen der Infektionsprävention eingeschränkt sein kann, oder spezielle Schutzkleidung erforderlich ist. Bitte informieren Sie sich beim Pflegepersonal und lassen sich in den Gebrauch dieser Schutzkleidung einweisen.

**Desinfizieren Sie sich vor Betreten und Verlassen des Patientenzimmers die Hände** (Einreiben mit einem hautschonenden Händedesinfektionsmittel, das von uns zur Verfügung gestellt wird) und scheuen Sie sich nicht, auch das Krankenhauspersonal an diese Praxis zu erinnern, falls es einmal vergessen werden sollte. Ärzte und Pflegende werden Ihren Hinweis dankbar aufnehmen, denn die Händehygiene ist unsere wichtigste Waffe im Kampf gegen die Übertragung von Krankheitserregern.

Händedesinfektionsmittelspender befinden sich in der Regel in der Nähe der Türen oder an den Waschbecken.

Grundsätzlich sollten Sie sich nicht auf das Bett setzen und auch keine Dinge darauf ablegen.

**Lagern Sie mitgebrachtes Essen oder Getränke:**

- in Kühlschränken auf der Station,
- schreiben Sie bitte Ihren Namen und ein Datum darauf,
- und haben Sie bitte Verständnis dafür, dass ungekennzeichnete oder verdorbene Lebensmittel vom Stationspersonal entsorgt werden müssen.

Wie in jeder großen Wasserleitungsanlage, kann es auch im Krankenhaus zur Ansammlung von so genannten Wasserkeimen (z. B. Legionellen) kommen. Dem wird durch regelmäßige Wartung und Reinigung der wasserführenden Armaturen und eine Vielzahl weiterer Maßnahmen entgegengewirkt. Sollten Sie jedoch unter Schluckstörungen leiden, Hilfe zur Mundpflege benötigen, auf der Intensivstation behandelt werden oder besondere Risikofaktoren aufweisen, wird dennoch auf den Einsatz von Leitungswasser verzichtet, und die Pflegenden stellen Ihnen steriles oder abgekochtes Wasser zur Verfügung.

Da sich trotz aller Vorsorgemaßnahmen Infektionen nicht immer verhindern lassen, darf auch die Früherkennung von Symptomen nicht vernachlässigt werden.

Bitte informieren Sie Ihren Arzt oder Pflegenden sofort, wenn Sie

- Rötungen,
- Überwärmung
- oder ungewöhnlichen Ausfluss an Wundrändern, Venenverweilkanülen oder anderen Kathetern bemerken oder diese schmerzhaft sind, da bis zur nächsten routinemäßigen Inspektion bis zu 24 Stunden vergehen können.

**Scheuen Sie sich nicht, Ihren Arzt oder Pflegenden in allen Fragen der Infektionsvermeidung anzusprechen!**
 * Muster mit freundlicher Genehmigung des Deutschen Beratungszentrums für Hygiene

## 7.2   Aus Sicht der Angehörigen

Betrachten wir zum Verständnis der Sicht der Angehörigen zunächst einen Report aus einem Critical Incident Reporting System (CIRS):

**Fall des Monats September 2013: Schutzkleidung für Angehörige von MRSA-Patienten**
- **Titel:** Schutzkleidung für Angehörige von MRSA-Patienten
- **Zuständiges Fachgebiet:** anderes Fachgebiet: Infektionen

(Fortsetzung)

- **Altersgruppe:** Unbekannt
- **Geschlecht:** Unbekannt
- **Wo ist das Ereignis passiert?** Krankenhaus
- **Welche Versorgungsart:** Routinebetrieb
- **In welchem Kontext fand das Ereignis statt?** Anderer Kontext: Pflege und Betreuung
- **Was ist passiert?** Bei einer Untersuchung eines MRSA-Patienten ziehen sich die Mitarbeiter komplett Wegwerfartikel an. Die begleitenden Angehörigen kommen in Zivilkleidung. Die Angehörigen bemühten sich sehr um ihren Angehörigen: beugen sich weit über das Bett, lagern ihn um usw.
- **Was war das Ergebnis?** Unbekannt
- **Wo sehen Sie Gründe für dieses Ereignis und wie könnte es in Zukunft vermieden werden?** Fehlende oder nicht ausführliche Information und Aufklärung des Patienten sowie der Angehörigen über die Notwendigkeit der Schutzmaßnahmen bei bestimmten Infektionen.
- **Kam der Patient zu Schaden?** Nein
- **Welche Faktoren trugen zu dem Ereignis bei?**
  - Kommunikation (im Team, mit Patienten, mit anderen Ärzten etc.)
  - Organisation (zu wenig Personal, Standards, Arbeitsbelastung, Abläufe etc.)
- **Wie häufig tritt ein solches Ereignis ungefähr auf?** Monatlich
- **Wer berichtet?** Pflege-, Praxispersonal
  (Anonymous 2013)

Dieses Beispiel einer CIRS-Meldung verdeutlicht die Problematik des Verständnisses unterschiedlicher Levels von Schutzmaßnahmen und der fehlenden Information von Angehörigen.

Allerdings ist es im Praxisalltag einer Station kaum möglich, dass jeder Besucher im Einzelgespräch mit dem medizinischen Personal aufgeklärt wird, auch wenn dies wünschenswert wäre. Hierbei sind allerdings auch Aspekte des Datenschutzes und der

Persönlichkeitsrechte des Patienten zu wahren, sodass diese Gespräche im Beisein und mit Einverständnis des Patienten erfolgen sollten oder sich auf die allgemeine Beschreibung von Schutzmaßnahmen ohne Erwähnung von Diagnose oder Erregerstatus zu beschränken haben.

Der gut aufgeklärte Patient wird hier zum wichtigen Informationsvermittler und Manager in eigener Sache, was gleichzeitig den positiven Aspekt hat, ein sich im Krankenhaus häufig einstellendes Gefühl des Kontrollverlustes/Verlustes an Autonomie zu verhindern.

Der Aspekt des Umganges mit einer dauerhaften Besiedlung mit einem multiresistenten Erreger und dem in der Regel normalen Umgang im häuslichen Bereich muss in entsprechenden Fällen Bestandteil des Entlassungsgespräches sein und es ist auch hier sinnvoll, die Angehörigen möglichst mit einzubinden.

---

**Beispiel eines Merkblattes bei Besiedlung mit MRGN\***

- Bei Ihnen sind besondere Bakterien, so genannte multiresistente gramnegative Erreger (MRGN) festgestellt worden.
- Bitte lassen Sie sich durch diese Mitteilung nicht verunsichern oder beängstigen.
- Dieses Merkblatt macht Sie mit den wichtigsten Fakten über MRGN und den Hygienemaßnahmen vertraut, die Sie und Ihre Besucher wissen und beachten sollen.
- Wenn Sie nach dem Lesen dieses Merkblattes weitere Fragen haben, wenden Sie sich bitte an das Pflege- oder ärztliche Personal auf der Station.

**Was sind MRGN?**
Jeder Mensch beherbergt eine Vielzahl von Bakterien unter anderem auf der Haut, in den Atemwegen und im Darm. Diese natürliche Bakterienflora braucht man für ein gesundes Leben.

(Fortsetzung)

Unter bestimmten Umständen können Bakterien unserer
natürlichen Flora aber auch eine Infektion verursachen. Auch
können Darmbakterien wie gramnegative Enterobakterien gegen bestimmte Antibiotika unempfindlich werden (abgekürzte
Bezeichnung: MRGN). Diese sind aber nicht krankmachender
als die normalen Antibiotika-empfindlichen Bakterien aus unserem Darm. Nicht selten sind auch gesunde Menschen Träger
von MRGN, ohne dass dies für sie eine Bedeutung hätte.

**Warum sind besondere Maßnahmen im Kranken-
haus erforderlich?**

Im Gegensatz zu Gesunden sind Patienten im Krankenhaus aus vielerlei Gründen vermehrt durch Infektionen gefährdet. Da eine Infektion mit MRGN, insbesondere bei
Schwerkranken, schwieriger zu behandeln ist, muss alles
Nötige getan werden, um die Ausbreitung dieser Bakterien-
stämme speziell im Krankenhaus zu verhindern.

Dies kann durch einfache, aber wirksame Hygienemaßnahmen erreicht werden, in die auch Sie als Patient/in und
die Besucher einzubeziehen sind.

**Wie können MRGN im Krankenhaus durch Besu-
cher weiterverbreitet werden?**

MRGN werden in erster Linie über Handkontakt (Personen und Oberflächen) weiter gegeben. Sie werden nicht
über die Luft übertragen. Als mögliche Darmbesiedler werden sie mit dem Stuhlgang ausgeschieden. Sie können aber
auch in Atemwegssekreten vorkommen.

**Was kann und sollte ich tun?**

Das Ziel der Hygienemaßnahmen ist es, keine MRGN
auf andere Patienten zu übertragen.

Deshalb sollten Sie sich nach jedem Toilettengang und
bevor Sie das Zimmer verlassen die Hände mit einem Händedesinfektionsmittel einreiben.

Prinzipiell gilt für Besucher: Wenn Sie sich selbst sorgfältig die Hände desinfizieren und den direkten Kontakt mit
anderen Patienten auf der Station meiden, können Sie ganz

normal mit ihrem Angehörigen umgehen (beispielsweise ihn berühren oder streicheln).

**Wie desinfiziere ich meine Hände?**

In jedem Patientenzimmer befindet sich ein Spender für Händedesinfektionsmittel.

Geben Sie reichlich (drei Hübe) Händedesinfektionsmittel aus dem Spender auf die trockenen Hände (Hohlhand) und verreiben sie das Mittel, bis die Hände getrocknet sind.

**Weitere Fragen:**

**Sind meine Familie oder Besucher durch einen Kontakt mit MRGN gefährdet?**

MRGN sind mit den sonst beim Menschen vorkommenden Bakterien auf den Schleimhäuten oder im Darm in den meisten Eigenschaften vergleichbar und unterscheiden sich in der Regel nur durch ihre höhere Unempfindlichkeit gegenüber Antibiotika. Als Gesunder sind Sie oder Ihre Familie (auch pflegebedürftige Angehörige, Schwangere oder Babys) nicht durch diese MRGN gefährdet.

Personen mit geschwächter Immunabwehr (z. B. nach Chemotherapie oder Bestrahlung), etc. sollten einen Arzt nach den erforderlichen Maßnahmen fragen, bevor sie Kontakt zu einer Person haben, die mit MRGN besiedelt ist oder sein könnte.

**Was ist, wenn ein Patient mit MRGN nach Hause entlassen wird?**

Wird ein Patient mit MRGN-Besiedelung nach Hause entlassen, gilt hinsichtlich der Gefährdung für Angehörige und Besucher das unter dem vorherigen Absatz Gesagte.

Im täglichen Leben zu Hause sind in aller Regel für Gesunde keine besonderen Hygienemaßnahmen erforderlich. Waschen Sie Ihre Wäsche mit einem handelsüblichen Vollwaschmittel und der für die Wäsche höchstmöglichen Temperatur (keine Kurzprogramme). Je höher die Waschtemperatur, desto höher ist die Keimabtötung.

* mit freundlicher Genehmigung des Deutschen Beratungszentrums für Hygiene

## 7.3 Aus Sicht des medizinischen Personals

Die bereits bei Patienten und Angehörigen beschriebene Unsicherheit im Umgang mit multiresistenten Erregern ist auch
beim medizinischen Personal spürbar. Auch hier besteht mitunter Angst vor eigener Kolonisation (Ansteckung) und möglichen
Konsequenzen für die Berufsausübung. Dies gilt insbesondere
für MRSA. Beim medizinischen Personal in Deutschland liegt
die Prävalenz einer MRSA-Besiedlung bei 0,4–5,3 %. Daraus
leitet die KRINKO keine Indikation zum Einschluss medizinischen Personals als Risikogruppe in ein MRSA-Screening bei
Aufnahme als Patient ab und empfiehlt explizit auch kein Routinescreening von medizinischem Personal. Reihenuntersuchungen
des Personals sind nur im Falle eines Ausbruches mit möglichem
epidemiologischem Zusammenhang zum Personal indiziert. Die
KRINKO empfiehlt in jeder Gesundheitseinrichtung unter Einbeziehung der Personalvertretung, des betriebsärztlichen Diens-
tes und den für die Hygiene Verantwortlichen betriebliche Fest-
legungen zur Durchführung eines MRSA-Screenings und zur
Durchführung von Dekolonisierungsmaßnahmen beim Personal
zu treffen. In diesen Vereinbarungen soll im Vorfeld das Vorgehen
festgelegt werden, unter welchen Bedingungen entsprechende
Untersuchungen ggf. vorgenommen und Dekolonisierungsmaßnahmen durchgeführt werden (KRINKO 2014).

Praktisch wichtig ist es, in dieser Betriebsvereinbarung festzulegen, wer für die Risikoanalyse und die Entscheidung über eine
Weiterbeschäftigung oder Freistellung bei MRSA-Besiedlung
verantwortlich ist und wer die Kosten für Freistellung und Deko-
lonisationsbehandlung übernimmt. Die Regelungen sind nicht nur
auf das Ausbruchsscreening zu beschränken, sondern es sind auch
Maßnahmen für den Umgang mit Zufallsbefunden zu treffen. Ein
analoges Vorgehen sollte für andere MRE getroffen werden.

Für die Compliance mit Hygienemaßnahmen ist das Vorbildverhalten des leitenden medizinischen Personals von entschei-
dender Bedeutung. Auch sollten die Regeln klar verständlich sein
und seitens der Leitung eindeutig kommuniziert werden. Hierbei
kommt der Standard-/Basishygiene die entscheidende Bedeutung

zu und das Verständnis für Übertragungswege und individuelle Risikoanalysen muss geschaffen und gefördert werden. Dies wird gerade unter Alltagsbedingungen nur allzu oft vernachlässigt und verniedlicht, während bei Auftreten von MRE dann elaborierte und aufwendige Maßnahmen gefordert und durchgeführt werden. Eine nihilistische Herangehensweise im Sinne von Überforderung und dem Gefühl „da kann ich sowieso nichts machen", z. B. bei der Umsetzung der Händehygiene und dem richtigen Gebrauch persönlicher Schutzausrüstung, muss durch geschickte Arbeitsorganisation und Rückmeldung von Complianceraten und Händedesinfektionsmittelverbrauch entgegengewirkt werden. „Yes, we can" wäre hier das richtige Motto!

▶ Die Präsenz des Hygienefachpersonals vor Ort und das regelmäßige Gespräch mit den Mitarbeitenden auf den Stationen und in den Funktionsabteilungen ist eine wichtige vertrauensbildende Maßnahme, die Berührungsängste abbaut, niederschwellige Gesprächsmöglichkeiten anbietet und so Unsicherheit abbaut und die Compliance fördert.

Bei der Personalschulung ist es darüber hinaus wichtig, ein Gesamtkonzept zu verfolgen, welches den ärztlichen Dienst, die Pflegenden, unterstützende Dienste (z. B. Physiotherapie, medizinisch-technische Fachangestellte etc.) aber insbesondere auch den Reinigungsdienst mit einbezieht, um ein abgestimmtes und einheitliches Vorgehen und Erscheinungsbild in Sachen Hygiene – nicht nur beim Thema MRE – zu gewährleisten. Dies erleichtert nicht nur die Kommunikation untereinander, sondern auch mit Patienten und Angehörigen.

## 7.4    Aus Sicht der Öffentlichkeit

Das Bild multiresistenter Erreger in der Öffentlichkeit ist nicht selten von reißerischer medialer Berichterstattung („Killerkeime" oder „Schlamperei im Krankenhaus") geprägt, die nicht

selten an tragischen Einzelschicksalen („human touch stories")
mit katastrophalen Verläufen aufgehängt wird.

Dies schürt Ängste und verzerrt die Wahrnehmung des Problems und führt bei entsprechend großen tatsächlichen oder vermeintlichen Skandalen auch zu politischen Reaktionen. Nach-
richten im Fernsehen oder Zeitungen und neuerdings besonders
auch in sozialen Netzwerken und auf Blogs entwickeln oft ein
Eigenleben und verursachen große Wellen von Medieninteresse
für eine bestimmte Story – im Englischen auch „media-hype"
genannt. Die wissenschaftliche Untersuchung dieses Phänomens
und der Zusammenhänge mit massenhysterischen Phänomenen,
Angsterkrankungen und psychischen Traumatisierungen steht
noch am Anfang.

In unserer modernen Zeit fühlen sich sehr viele Menschen
durch eine Vielzahl unsichtbarer Risiken bedroht, die sie nur aus
ihrem Wissen aus Zeitungen, Fernsehen, und Internet kennen. Sie
haben damit alle nur ein wenig konkretes und nicht erfahrungs-
basiertes, soziales Konstrukt dieser Risiken, das von der Art der
Gefahr her, und vom Ausmaß her in den Medien und vor allem im
Internet fast beliebig manipulierbar ist und in der Regel unverhält-
nismäßig zu tatsächlichen Alltagsrisiken wahrgenommen wird,
wobei Gefühle des Ausgeliefertseins und der fehlenden Kontrolle
eine besondere Rolle spielen (klassisches Beispiel ist die subjek-
tive Wahrnehmung der Angst vor Flugzeugabstürzen im Vergleich
zu Verkehrsunfällen mit dem eigenen Auto).

> ▶  Umso wichtiger ist gerade bei größeren Ausbrüchen die
> frühzeitige, aktive Einbindung der Öffentlichkeit und die
> Vermittlung sachlicher Informationen über die tatsächli-
> chen Vorgänge und die getroffenen bzw. zu treffenden
> Maßnahmen, um Spekulationen und Mutmaßungen
> durch Kommentare selbsternannter Experten in den Me-
> dien zu verhindern.

Auch darf das Thema nicht zum Gegenstand berufspolitischer
Auseinandersetzungen einzelner Berufsgruppen oder Fachgesellschaften werden und für Eigeninteressen instrumentalisiert
werden.

Eine aktive Pressearbeit von MRE-Netzwerken, aber auch einzelnen Einrichtungen des Gesundheitswesens über die lokalen Maßnahmen und Konzepte ist hilfreich, um Journalisten für eine sachliche Berichterstattung zu gewinnen und die Bevölkerung zu sensibilisieren und richtig zu informieren.

In jüngster Zeit haben glücklicherweise auch einige seriöse Wissenschaftsmagazine im Fernsehen das Thema in konstruktiver Form aufgegriffen, denn das Fernsehen ist nach wie vor eine der Hauptinformationsquellen der Bevölkerung, wenn es um Gesundheitsthemen geht (Bitzer et al. 2014).

## 7.5    Haben Sie eine Penicillinallergie – Eine einfache Frage mit individueller und gesamtgesellschaftlicher Auswirkung?

Bei der Aufnahme eines Patienten im Krankenhaus wird aus gutem Grund nach Allergien gefragt, um unerwünschte Medikamentenwirkungen zu vermeiden. Bei Antibiotika geschieht dies allerdings nicht selten eher unkritisch mit der einleitenden Frage „Haben Sie eine Penicllinallergie?", die dann von vielen Menschen mit „ja" beantwortet wird. Diese Antwort wird in die Akte übernommen, ohne dass das medizinische Personal die der Aussage des Patienten zugrundeliegenden Symptome nach der Einnahme des Antibiotikums hinsichtlich ihrer klinischen Relevanz hinterfragt. In den meisten Fällen sind es keine Symptome einer anaphylaktischen Reaktion, sondern unerwünschte Wirkungen wie Durchfall oder Übelkeit nach der Einnahme.

▶  Je nach Studie sind 75 % bis über 90 % aller vermeintlichen Antibiotikaallergieangaben in den Krankenakten falsch (Trcka et al. 2003; Harandian und Ben-Shoshan 2016) und eine durch derartige Angaben veränderte präoperative Antibiotikaprophylaxe ist weniger gut wirksam (Blumenthal et al. 2017).

Auch werden Patienten mit komplizierten Infektionen mit eigentlich gut behandelbaren Erregern (z. B. bei Endokarditis oder

Osteomyelitis) wegen der vermeintlichen Allergie unnötig mit Reserveantibiotika über einen langen Zeitraum behandelt, was nicht nur individualmedizinische Komplikationen schafft, sondern auch den Resistenzdruck erhöht.

Dennoch fehlt es mitunter an Bewusstsein für die Bedeutung der Allergieanamnese bei medizinischen Fachpersonal und sinnvollen Dokumentationsmöglichkeiten, die zwischen Allergien und anderen unerwünschten Medikamentenwirkungen unterscheiden, in den Patientendatenmanagementsystemen. Auch fehlt es an Bereitschaft seitens der Ärzteschaft, der Kostenträger und der Patienten, eine allergologische Stufendiagnostik durchzuführen.

Das Beispiel zeigt die Komplexität des Versorgungsalltages und die Bedeutung einer vermeintlich einfachen Frage, die vielleicht besser in „Haben Sie in der Vergangenheit schon einmal Antibiotika genommen und diese gute vertragen?" umformuliert werden sollte. Die Einbeziehung des Themas in Patientensicherheitskampagnen (Abb. 7.2) kann helfen, das erforderliche Bewusstsein zu schaffen, aber auch Breitenaufklärung in der Bevölkerung ist vonnöten, damit dieser wichtige Aspekt auf dem Weg zu einer rationalen Antibiotikatherapie nicht vergessen wird.

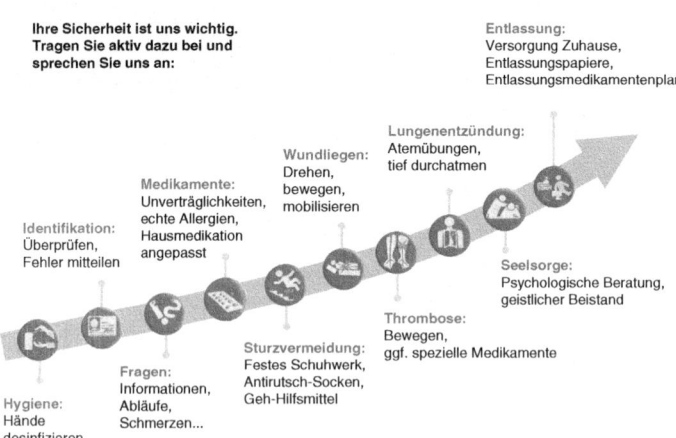

**Abb. 7.2  Patientensicherheitskampagne.** (Mit freundlicher Genehmigung des Deutschen Beratungszentrums für Hygiene)

# Literatur

Abad C, Fearday A, Safdar N (2010) Adverse effects of isolation in hospitalised patients: a systematic review. J Hosp Infect 76(2):97–102

Anonymous (2013). http://www.kh-cirs.de/faelle/september13.html. Zugegriffen am 01.09.2014

Anonymous (2014). http://www.endoportal.de/forum/mrsarisiko-je-klinik. Zugegriffen am 01.09.2014

Barratt RL, Shaban R, Moyle W (2011) Patient experience of source isolation: lessons for clinical practice. Contemp Nurse 39(2):180–193

Bitzer EM, Frei J, Schulz-Stübner S (2014) Hygienewissen und Ängste bezüglich nosokomialer Infektionen: Ergebnisse einer Pilot-Befragung und Validierung eines Erhebungsfragebogens. Hyg Med 39:336–342

Blumenthal KG, Ryan EE, Li Y, Lee H, Kuhlen JL, Shenoy ES (2017) The impact of a reported penicillin allergy on surgical site infection risk. Clin Infect Dis:cix794. https://doi.org/10.1093/cid/cix794

De Bono S, Heling G, Borg MA (2014) Organizational culture and its implications for infection prevention and control in healthcare institutions. J Hosp Infect 86:1–6

Gudnadottir U, Fritz J, Zerbel S, Bernardo A, Sethi AK, Safdar N (2013) Reducing health care-associated infections: patients want to be engaged and learn about infection prevention. Am J Infect Control 41(11):955–958

Harandian F, Ben-Shoshan M (2016) Positive penicillin allergy testing results: a systematic review and meta-analysis of papers publishes from 2010 through 2015. Postgrad Med 128:557–562

Kommission für Krankenhaushygiene und Infektionsprävention (KRINKO) beim Robert Koch-Institut (2014) Empfehlungen zur Prävention und Kontrolle von Methicillin-resistenten Staphylococcus aureus-Stämmen (MRSA) in medizinischen und pflegerischen Einrichtungen. Bundesgesundheitsbl 57:696–732

Ottum A, Sethi AK, Jacobs E, Zerbel S, Gaines ME, Safdar N (2013) Engaging patients in the prevention of health care-associated infections: a survey of patients' awareness, knowledge, and perceptions regarding the risks and consequences of infection with methicillin-resistant Staphylococcus aureus and Clostridium difficile. Am J Infect Control 41(4):322–326

Sandberg EH, Sharma R, Sandberg WS (2012) Deficits in retention for verbally presented medical information. Anesthesiology 117:772–779

Trcka J, Schäd SG, Pfeuffer P, Raith P, Brocker EB, Trautmann A (2003) Penicillintherapie trotz Penicillinallergie? Dtsch Arztebl 100:A 2888–A 2892

Verhoeven F, van JEWC G-P, Hendrix M, Friedrich AW, Daniels-Haardt F (2008) The general public's beliefs about methicillin-resistant Staphylococcus aureus: a Mental Models approach. Clin Microbiol Infect 14:S416–S417

Wassenberg MW, Severs D, Bonten MJ (2010) Psychological impact of short-term isolation measures in hospitalised patients. J Hosp Infect 75(2):124–127

# Sachverzeichnis

© Springer-Verlag GmbH Deutschland, ein Teil von Springer Nature 2019    203
S. Schulz-Stübner et al. (Hrsg.), *Multiresistente Erreger*,
https://doi.org/10.1007/978-3-662-58213-8

Printed by Printforce, the Netherlands